Sugarless

无"糖"革命

告别生活中的隐形糖

[美] 妮科尔·M. 阿韦娜　著
Nicole M. Avena

王诺拉　译

北京联合出版公司 · 旧百
Beijing United Publishing Co.,Ltd.

图书在版编目（CIP）数据

无"糖"革命：告别生活中的隐形糖 /（美）妮科尔·M.阿韦娜著；王诺拉译. -- 北京：北京联合出版公司, 2025. 2. -- ISBN 978-7-5596-7679-5

Ⅰ.R155.1-49

中国国家版本馆CIP数据核字第2024LR4181号

北京市版权局著作权合同登记 图字：01-2025-1007

无"糖"革命：告别生活中的隐形糖

[美] 妮科尔·M.阿韦娜 著

王诺拉 译

出 品 人：赵红仕
出版监制：刘 凯 李 欣
选题策划：联合低音
责任编辑：蔺 鑫
特约编辑：赵 莉
封面设计：今亮後聲 HOPESOUND 2580590616@qq.com
内文排版：梁 霞

关注联合低音

北京联合出版公司出版
（北京市西城区德外大街83号楼9层 100088）
北京联合天畅文化传播公司发行
北京美图印务有限公司印刷 新华书店经销
字数191千字 710毫米×1000毫米 1/16 16印张
2025年2月第1版 2025年2月第1次印刷
ISBN 978-7-5596-7679-5
定价：78.00元

近年来，"抗糖"观念逐渐深入人心，成为很多健康议题的关注对象。我从事健康科普工作多年，可以说见证了"抗糖"从鲜为人知的新概念到广为人知的全民议题的发展历程，其间，食品行业也纷纷大洗牌，"无糖""低糖"等关键词成了健康新趋势的代表。在这个信息大爆炸的时代，浅显的同质性内容不再是稀缺资源，真正经过反复锤炼的优质内容才是。现在，虽然很多人开始抗糖、戒糖，但碎片化的"抗糖科学""戒糖技巧"等信息只会让人一知半解，甚至陷入健康误区。我们需要的是一手科学实证，需要的是从头至尾的概念拆解，需要的是能够在生活中派上用场的落地指南——一本剖析 WHAT、WHY 以及 HOW 的系统指南，而《无"糖"革命》正是这样一本书。

阿韦娜博士的这本新作，是科学的严谨性与实践的落地性的完美结合。阿韦娜博士作为一名神经科学专家，以自己在食物成瘾领域的专业洞察力，为读者构建了一个完整的渐进式戒糖计划，这不仅是一本指导手册，更是对现代饮食困境的一次深刻剖析。我希望本书将这份科学与关怀传递给中文读者。

《无"糖"革命》的核心在于它揭示了糖对人类大脑奖赏系统的操控机制。阿韦娜博士以多巴胺释放与成瘾行为的神经科学证据为基础，阐明"糖成瘾"并非单纯的"贪嘴"，而是生理与心理交互的结果。她提出的戒糖计划从识别隐形糖、调整饮食结构，到重塑行为习惯、实现持续戒糖，层层递进，既有理论支撑，又具有实际操作性。书中还附有 30 个她自己研发的无糖食谱，充分体现了她将科学转化为日常实践的用心，尤其是她对"隐形糖"的拆解，揭开了隐藏在加工食品中的果糖、麦芽糖浆和人工甜味剂的真面目，为我们扫清了通往健康的最大的盲区。

在翻译中，我力求将原文的科学框架和实践方案准确地传达给读者，虽然书中的戒糖指导主要是基于美国人的饮食习惯，但其核心逻辑——通过意识觉醒和替代方案实现改变——对中文读者同样适用，只要举一反三，读者便可以轻松将其应用于日常生活。在西方饮食结构中，糖主要以饮料、甜点等精加工食品的形式出现，比如书中提到的碳酸饮料和早餐谷物等。而在中国，糖的来源则更加多样且隐蔽。传统节日食品如汤圆、年糕等虽看似无害，却往往含糖量惊人；此外，奶茶、果汁等"网红饮品"也逐渐成为年轻人摄入糖的主要来源。中国人对"甜"的偏好还常与情感联结——甜味往往象征着团圆与幸福，这使得戒糖不仅仅需要我们挑战身体的"嗜甜"本能，还需要我们改变文化习惯。

我是一名健康科普作者，深知戒糖的意义不仅在于减重或控制血糖，更在于预防代谢综合征、心血管疾病等现代"富贵病"。《无"糖"革命》为每位读者提供了一个起点，但戒糖的旅程还需要结合个人实践。我见过很多人戒糖成功，据他们所说，戒糖初期的不适很快会被精力提升和味觉重塑所取代，这与作者的论述不谋而合。我希望读者在阅读本书后，不仅能学到知识，还能迈出行动的第一步。

翻译此书，既是向阿韦娜博士的研究致敬，也是我探索戒糖之路的一部分。愿这本《无"糖"革命》成为你对抗糖瘾的科学指南，为你点亮更健康的生活方式。

王诺拉

2025 年 2 月

目　录

第六章
如何管理三大挑战：压力、挫折和社会压力

2001 年夏天，与大部分好友一样，我刚刚从大学毕业。我的朋友们选择搬到大城市，找一份体面的工作，晚上下班后再约三五好友一起玩，或者去听音乐会。这就是大多数年轻人的生活。而我却选择用另一种方式度过我的夜晚——喂老鼠。

让我再稍微多说两句我的故事。那年夏天，我开始在普林斯顿大学继续深造，我带着一种强烈的"冒名顶替"的心态来到了普林斯顿。"冒名顶替综合征"（Imposter Syndrome）是一个心理学术语，用来描述人们认为自己不配出现在某个地方，而且担心随时可能有人发现他们是骗子或"冒名顶替者"并将其揭发（我想这个话题可以再写一本书了）。我家里没人上过大学，而我却在一所常春藤盟校攻读神经科学博士学位。有时候我会觉得，也许是有人不小心把我招了进来。虽然我偶尔会否定自己，但我还是下定决心好好学。我的导师名叫巴特利·霍贝尔

（Bartley Hoebel），他的朋友和学生都叫他巴特。他是个非常高大（身高接近两米）且身形较瘦的人，性情平和，履历很好，曾就读于宾夕法尼亚大学和哈佛大学，现在是普林斯顿大学一位备受尊敬的教授。他成就斐然，在有关人类进行自发欲望行为（如进食、饮水、吸食毒品或性交）时大脑反应的研究领域已经发表了数百篇科学论文，他经常受邀在世界各地演讲，分享他最新的研究成果。我觉得他的研究非常有趣，我很庆幸能成为他的学生。

记得也是那年夏天，巴特叫我去他的办公室开会，讨论我未来博士论文的研究方向。这是我人生的一个重要选择——这个选择将决定我在接下来的五年里研究的东西。当时的我不知道，这个研究方向，我一做便是二十几年。

当时科学界非常关注人们的肥胖问题（现在也热度不减），媒体经常提到肥胖率在上升。2001 年相对现在来说已经是很久以前了，那时候的大多数人（包括医生在内）都认为肥胖是缺乏个人意志力所致，几乎所有的责任都被归咎于那些超重或肥胖者本身。

我们开始注意到一个奇怪的现象，尽管官方一直在告诫公众肥胖的危害，而且市场上价值数百万美元的减肥产业已经为人们提供了一系列的减肥计划和方法，但人们仍然减不了肥。迈阿密饮食法（the South Beach Diet），区域饮食法（the Zone Diet），慧优体[1]（WeightWatchers）减肥方案，柠檬蜂浆排毒法（the Master Cleanse），等等，这些都是市面上比较受欢迎的减肥法，很多人都尝试过，但最后他们都失败了。为什

1　美国老牌体重管理品牌。——译者注

么这些减肥法无法让人坚持下去？难道大家都缺乏意志力？即便大家都缺乏意志力，又是什么导致人们无法做出更健康的饮食选择？对于那些患有肥胖相关并发症（比如糖尿病或心脏病）的人，这些都是生死攸关的问题，难道他们也缺乏意志力吗？如果超重或肥胖与所谓的"缺乏意志力"无关，那又与什么有关？难道与他们所摄入的食物有关？

由于科技和农业的进步，我们的食品行业持续发展，这是一件好事，它使我们免受饥饿之苦，也养活了不断增长的全球人口。然而，当我们回顾过去五十年发生的变化时，我们会发现，这些变化并不都是积极的——越来越多的人依赖快餐、加工食品和自动售货机来满足日常饮食所需。而这些食物有一个共同点：都含有添加糖。

疯狂地加糖

糖已经存在了好几个世纪，在大部分时间里，我们与它相安无事，但突然间情况发生了变化，我将在下一章阐明原因。21 世纪初，席卷 20 世纪 70 年代的"低脂"饮食风还在流行，脂肪被美国医学会（AMA）及其他重要医学组织列入黑名单，专家认为，脂肪会对心脏健康有负面影响，而且它还是导致肥胖的元凶。用媒体的话来说：脂肪会让人发胖。脂肪＝坏，碳水化合物＝好。

这个观点是怎么来的呢？在 20 世纪 60 年代，一位名叫安塞尔·凯斯（Ancel Keys）的生理学家提出了一个理论，他认为膳食脂肪会使人体胆固醇升高并导致心脏病。从那之后的几十年里，膳食脂肪都被认为对健康有害。在 20 世纪 70 年代末，《美国膳食目标》（*Dietary Goals for the United States*）出版，书里建议美国人应该大大减少脂肪摄入量。1984 年，美国国立卫生研究院（NIH）正式建议两岁以上的美国人都要少吃脂肪。结果他们都错了。但那时，民众曾被严厉警告要避开脂肪，以防肥胖或心脏病发作，于是大多数美国人都放弃了高脂肪食物，转而食用越来越多的碳水化合物。

于是在 20 世纪 70 年代，加工食品变得越来越甜，你可以亲自去超市看看，货架上摆的"低脂"饼干和零食，里面都含有添加糖。如果你也经历过那个时代，你可能会记起那让人备感亲切的 SnackWell's[1]，该品牌的无脂饼干和其他零食很受欢迎。人们被"无脂肪"的标识误导，认为可以毫无负罪感地享用它们。当时的人们认为，脂肪是敌人，而食品厂商简直帮了我们大忙，把脂肪从食品中去除了。不过新的问题随之而来，如果去掉脂肪，食物的口感难免会下降，所以食品公司通过加糖的方式来让它变得更可口。而当时的人们都觉得，糖是一种碳水化合物，所以它很安全，比可怕的脂肪好多了。

后来，人们渐渐意识到糖对我们的身体也没有说的那么好。每当人们想要减肥时，甜食一直都是绕不开的问题。许多人渐渐意识到自己对糖的渴望、对甜品的嗜好，而当他们下定决心减肥时，放弃糖往往是最难的部分。对大部分人来说，糖是减肥路上的障碍，要想瘦身成功，就得放弃甜点和糖果，然而，这往往也是大多数节食者减肥失败的原因——因为确实很难坚持下去。

在 20 世纪 90 年代后期，风向又变了，媒体开始注意到美国人无法

---

1 美国著名的低脂零食品牌。——译者注

戒除精制糖，那时候你在超市结账区随手拿起一本杂志，就会看到"对碳水化合物上瘾"或"如何战胜对甜食的渴望"之类的标题。大众媒体暗示，人们在某种程度上对糖或者碳水化合物上瘾。那么，这些新闻标题是为了吸引读者而夸大其词？还是说得确实有些道理？

于是我更仔细地查看了市面上的一些加工食品，我发现许多产品都含有大量添加糖，而且含糖量远超任何天然食品。作为一名神经科学专业的学生，我知道随人类进化而来的大脑中负责调节食欲的部分更习惯处理天然含糖的食物，比如苹果。但现在，我们的大脑每天要接受来自饼干、蛋糕和蛋白棒等食品中比天然食品高十倍的糖分轰炸，这还不算那些披着健康外衣，实际含糖量高得惊人的食品，比如酸奶、沙拉酱，甚至还有果昔。

这让我想起了海洛因和可卡因等毒品。这类毒品之所以令人上瘾，部分原因是它们使大脑的奖励中心（我会在第三章进行详细介绍）过度活跃。它们控制了大脑的奖励系统，给我们带来了极其强烈的快感。起初，毒品会让你感到愉悦，而大脑会逐渐适应和依赖这种感觉，这会导致我们为了再度体验到这种快感而不惜一切代价。我不禁开始思考：人们真的会对糖上瘾吗？这些在社会中普遍存在、含有大量添加糖的加工食品，是否会像毒品那样控制我们的大脑？人们是否会对糖上瘾，就像对其他成瘾物质（比如毒品和酒精）上瘾一样？

在我与教授初步讨论后，他让我先查一下文献库，看看关于"糖成瘾"能找到哪些参考文献。我当时迫切想证明自己很优秀，证明普林斯顿大学录取我的决定是正确的，于是便去了图书馆查阅文献，准备在下一次会议上讨论。但是，在医学及科学数据库中苦苦搜寻数小时有关"糖成瘾"的论文后，我一无所获，我没有看到一个相关的实证研究。

连"糖成瘾"这个术语也是直到 2002 年（我们开始发布相关内容时）才出现在数据库中，几十年来有很多与饮食和肥胖有关的研究文献，但其中没有一项研究使用了"成瘾"这个词。很多研究都是关于心脏健康的，且研究普遍认为，比起富含脂肪的食物，糖和其他碳水化合物反而对人体更有益。

我感到很挫败，研究生院教给我的第一件事，就是在进行研究前找到一些文献来佐证你的想法。你不能只是凭空提出一个设想，并以此作为论文的研究对象。"冒名顶替"感又涌上我的心头，我准备回去告诉巴特，我找不到任何支持我的研究设想的文献，然后将一切清空，重新考虑其他研究课题。第二天，当我和他见面并告诉他我什么有用的都没查到时，我本以为他会让我另找一个研究课题，但他说了一句完全改变我人生的话，他说："我觉得这个研究方向很有前景。如果没有相关研究，你可以自己去实验室研究。"

晚上 10 点，该喂老鼠了

由于我们是从零开始研究，所以我们必须先设计一个实验模型来验证我们的想法。碰巧巴特有一个老鼠实验室——回想起来我真的很幸运，这个实验几乎无法在人身上进行，因为很难找到从来没吃过糖的受试者作为对照组。我们设计了一个老鼠实验模型，让老鼠们每天有十二个小时的时间喝糖水，之后再把糖水拿走（我会在第三章介绍更多关于老鼠和实验模型的内容）。"糖成瘾"是一个全新的研究，预算和资金有限，这意味着我们必须发挥创造力和实干精神。每天晚上，我或者其他同事会在 10 点去实验室，从老鼠那里拿走糖水。我当时的男朋友（他真的很厉害，竟然愿意和我这样一个从早忙到晚的人交往，而现在他已经成了我的丈夫）和其他好友都习惯了我总会突然离开校园酒吧，去实验室测量老鼠喝了多少糖水。那个校园酒吧虽然很旧，却让人备感舒适，是研究生们常去的聚会场所，回想起当时的情景，我就那样丢下朋友让他们自己喝酒，似乎有些不妥，但那时我完全没意识到这一点。

我们开始了一系列实验，试图验证糖是否真的会致瘾。在这里我就不详细介绍研究后续了，因为第三章会写。二十二年后，我和实验室的同事们就这个主题发表了一百多篇学术论文，而我们也不再是唯一的研究者。越来越多的学者对糖和健康的关系产生了兴趣，现在有成千上万篇关于糖的研究论文证实了摄入过多糖分对健康的危害。社会风潮发生了巨大变化，"糖成瘾"已被确认为导致肥胖、暴饮暴食和亚健康状态的因素之一。

接下来发生了什么？

这就是我迄今为止的故事。现在该谈谈我一直研究到现在的原因了。

我在研究生涯中深刻认识到了糖的危害性，这种危害性远远超出了我最初的设想。研究不仅表明糖会破坏整体代谢健康，而且新的研究还显示，它会对学习、记忆、冲动控制和新陈代谢等方面产生负面影响，在此仅列举几例，比如许多成年人的噩梦——糖尿病、心血管疾病和脂肪肝，都已证实与饮食有关，而糖正是罪魁祸首。

糖是一个悄无声息的杀手，它造成的伤害在一开始并不明显，且没有明显的迹象表明，摄入过多糖分会让大脑或身体产生何种不良反应。

吃一块饼干并不会死，但多年来不良的饮食模式，尤其是摄入过多富含添加糖的食物，不仅会缩短寿命，还会增加身体不适和罹患疾病的概率，严重降低生活幸福感。

尽管我们知道这一切，但很不幸，我们仍然生活在一个以糖为中心的世界。糖无处不在，孩子们从小就被铺天盖地的糖制品所包围，几乎每家商店的收银台都摆放着糖果。糖被冠以不同名称和形式，巧妙地隐藏在食品中。生活中的糖令人防不胜防，如果你的大脑也被糖所牵制，就会感觉陷入糖的旋涡而无法自拔。

大多数人在完成博士论文后会转而研究其他课题。我经常告诉人们，尽管普林斯顿大学将博士学位授予我已经将近二十年了，我的"冒名顶替综合征"基本上也已经自愈，但我仍选择在这个领域继续耕耘，因为还有很多内容值得我深入研究，不过我的研究重心有所转移，从帮助人们理解研究内容转向如何将研究成果用来造福人群。这也是我写这本书的原因。

很多人跟我分享了他们的成功故事或痛苦经历，让我百感交集，我想帮助大家摆脱对糖的依赖。我希望你能看到最前沿的科研成果，了解糖对大脑有何影响，以及它是如何让你停不下嘴的；更重要的是，我希望教给你一些心理学及行为学的技巧和工具，帮助你摆脱糖的强大控制，重塑大脑，从而改写人生。

如何使用本书？

这不是一本饮食指南。市面上的饮食指南已经多如牛毛了。你可以把本书作为一本科普类型的心理学读物。

　　了解科学机制是理解应该吃什么和不应该吃什么的关键。我会介绍这背后隐含的科学原理，例如，当你渴望甜食时，其实是脑中的奖赏通路被激活，而不是身体真的需要食物！我们的目标是为你揭示糖才是导致暴饮暴食、体重增加和情绪低落的罪魁祸首。糖不仅会破坏你的新陈代谢，还会影响你的大脑。通过改变神经元之间的通信方式，糖会令你深陷一种成瘾循环：暴食—戒断—渴望。我将在第三章详细介绍相关的神经科学研究，但现在你要知道的是，"糖成瘾"是真实存在的，它正在破坏你的大脑。

　　别担心，我会帮你解决这一切。在第一章中，我将介绍糖是如何导致暴饮暴食的、饮食文化的弊端以及糖与肥胖和其他身心健康问题的相关性。然后，在第二章中，我将探讨有关美国饮食中糖摄入的最新研究，并揭露糖的种种来源，有些甚至连你都无从察觉（想不到吧？培根里有糖！英式松饼里也有）；也会揭秘为什么即使你正在进行低糖饮食并吃得很健康，也会一不小心就糖超标。接下来，在第三章中，我将汇总关于"糖成瘾"的研究，从我最初的研究开始，直到最新的发现，我将解释糖是如何像海洛因或可卡因等药物一样影响大脑的。

　　然后，从第四章开始进入实践部分。我将阐述如何一步步摆脱糖瘾，为此我会提供七个简单的步骤，以帮助你摆脱对糖的依赖并实现吃糖自由，我会详细介绍如何应用这些步骤以及每个步骤需要多长时间。在评估"糖成瘾"的程度后，我将介绍一种简单的饮食框架来帮助你改变饮食习惯，我们要做的是食物的替换，而不是彻底地戒掉它们。我还会向你介绍如何系统性地把喜爱的食物换成健康的饮食，这样你就不会失去生活的乐趣。我们的目标是让你完全改变对食物的看法，你将不用再"节食"，而是吃得更健康、更快乐，也更容易坚持下去。

接下来的第五章非常重要，因为它将帮助你克服戒糖后出现的一系列症状。在这一章，我将介绍一些帮助你更轻松地戒糖的常见食物，包括我最推荐的十大抗糖食物，它们富含纤维和蛋白质，可以调节血糖和减少食欲。此外，我也会介绍刺激食欲的因素以及如何管理食欲。此外，我还整理了有关戒糖和嗜糖的研究，并提供了实用的建议以帮助你应对戒糖路上不可避免的问题。就像那些准备戒掉毒品和酒精的人一样，戒糖的过程中也可能发生一样的情况，我会为你提供具体的行动计划来应对戒断症状。对食物的渴望是人类与生俱来的本能，但大多数人都分不清这些渴望是生物性的（如血糖低，缺铁，对食物的生理需求），还是其他原因。我将告诉你什么是"享乐型渴望"（hedonic cravings），即我们只是为了食物带来的片刻欢愉而嘴馋，并不是真的饿了，这通常就是我们渴望甜食的原因。不用担心，我会告诉你如何控制好这些恼人的"嘴馋"。

在第六章，我将介绍如何开启全新的生活，重点就是我称之为成功关键的三个"管理"：压力管理、挫折管理和食物引发的社会压力管理。如果没能做好这三个"管理"，你可能会深陷复发并回到以前的饮食习惯的泥潭。我将对当下的饮食环境、媒体、食品行业和我们自己的生活习惯分别进行分析，拜这些因素所赐，我们一直在与糖苦苦抗争。另外，我也会讨论关于复发及其心理学机制，包括发生原因、如何避免以及如果复发要怎么办等内容。复发并不代表失败，而是成功的必经之路。在本章最后，我还将介绍在社交场合中如何避免吃东西时的尴尬或压力。

准备好了吗？让我们开始吧！

第一章

糖是如何导致你
暴饮暴食并损害你的健康的

HOW SUGAR CAUSES YOU
TO OVEREAT
AND HARMS YOUR HEALTH

天生嗜甜已经被写进了我们的基因。

这并不是祖先的错，让我们追溯到最基础的人类学知识，进一步探究问题所在。

人类经过漫长的演化，最终适应了自然环境。我们从自然界中获取食物是自然中重要的一环。过去，我们的祖先主要靠采集和狩猎为生，由于常年在荒野中觅食，他们很快就总结出了"甜味食物等于安全食物"的经验。比如，当他们偶然发现了一处浆果丛，长在树枝上的甜味浆果吃下去是安全的，但如果吃了散落在地上的酸涩浆果，人大概率会生病甚至死亡。种族要想生存繁衍，就要学会趋利避害，当然也包括食物的选择，于是人类逐渐发展出了对甜食的偏好。

这种对甜食的偏好在某种程度上对人类是有益的。我们对甜食与生俱来的热爱，像极了婴儿对甘甜母乳的渴望。另外，因为味蕾对甜食的喜好，所以人们无论到了哪个年纪，都喜欢吃富含大量营养素及天然果糖的香甜水果，而对变质或者有毒性成分的食物则会自然而然地敬而远之。现在虽然我们知道，一些略有苦味的食物（比如西蓝花）其实对我们的健康很有益处，但很多人还是不喜欢吃，这正是因为偏好甜味的基因在作祟。但当大脑建立了理性认知，了解到西蓝花这种食物是健康而且安全的，我们就能吃得心安理得。现在人类的生存环境已经完全改变，过去那种偏爱甜食等同于自我保护的生存机制，反而会害了我们。

食物的进化

祖先靠采集和狩猎为生的时代已杳然远去，如今我们面临的是一个全然不同的饮食环境。现在的我们想要吃东西简直易如反掌，动动手指在网上下单，生鲜食物就能配送到家，根本不用为了吃饭特意外出，优步送餐（Uber Eats，食物配送公司）可以直接为我们送货上门。

另外，我们的食物选择范围也完全不同了，过去的人们只能通过猎获野鸭、野鹿、鱼类等野生动物，采集浆果、坚果、绿叶菜等野生植物，靠这些非常有限的食材来满足人体营养所需。而现在，尽管有成千上万种食物选择，但它们却未必都是健康选项。最后，食物本身也发生了变化，很多食物甚至不能再称之为"食物"了。

为什么这么说呢？我们来看看"食物"的定义。词典上对"食物"的定义是：任何可以食用或者饮用的富含营养成分的物质，摄入吸收后可以满足生物体的生存和生长所需。我来划下关键字："营养成分""满足生存和生长所需"，这才是食物本该具有的意义。

让我们来深度剖析这个问题。现代社会的食物供应链已被重度加工食品占据大半江山，这些食品往往含有大量添加剂、色素、化学成分及调味剂，因为这样做不仅可以延长食品的货架期，而且能够让食品尝起来风味更佳，促使消费者不断回购。其中有一种添加成分能够让食品口感完全升级，也许你猜到了，它就是添加糖。糖不仅可以掩盖食品添加剂的化学味道，同时还能够延长食品的保质期。

之所以称这些加工食品为"食物"，是因为它们确实可以食用；但我不会把这类"食物"归类为真正的食物。我们都知道胡萝卜属于真正的食物，在下文中的营养素对比图示中，你会更直观地认识到这一点。

你可以在自家花园里种植胡萝卜，它富含多种对人体有益的营养素。查看袋装胡萝卜的配料表，你会发现上面只有胡萝卜。这完全符合词典中对食物的定义——"含有满足生物体生存和生长所需的营养物质"。再看夹心饼干，这可是你在菜园里没法种出来的，里面满满的都是人工合成的添加剂，其中，明胶能够增加黏性，让味道在你口中慢慢融化散开；那些赋予饼干鲜亮色泽的则是诱惑红铝色淀和柠檬黄[1]；双乙酰酒石酸单双甘油酯（DATEM）作为粘合剂使其不会散开；柠檬酸和纤维素胶作为防腐剂，能让食品的保质期高达一年以上。但事实上，人体根本不需要摄入食用蜡、瓜尔胶、大豆卵磷脂这些添加剂。天然香料和人工香料不但对维持生命和生长毫无益处，甚至可能有损人的健康。

水果胡萝卜 & 草莓香蕉夹心饼干营养成分表对比

水果胡萝卜		草莓香蕉夹心饼干	
营养成分表		营养成分表	
每份含量	113g	每份含量	40g
每份能量	40cal	每份能量	150cal
	DV%		DV%
脂肪 0g	0%	**脂肪** 4g	5%
饱和脂肪 0g	0%	饱和脂肪 2g	10%
反式脂肪 0g	0%	反式脂肪 0g	0%
胆固醇 0mg	0%	**胆固醇** 0mg	0%
钠 88mg	4%	**钠** 160mg	7%
总碳水化合物 9g	3%	**总碳水化合物** 29g	11%

1　诱惑红铝色淀和柠檬黄都是食用色素。——编者注

水果胡萝卜		草莓香蕉夹心饼干	
营养成分表		营养成分表	
膳食纤维 3g	9%	膳食纤维 <1g	2%
总糖 5g	10%	**总糖** 15g	
添加糖 0g	0%	添加糖 15g	30%
蛋白质 1g	1%	**蛋白质** 1g	1%
维生素 D 0mcg	0%	维生素 D 0mcg	0%
钙 36mg	4%	钙 0mg	0%
铁 1mg	6%	铁 0.6mg	2%
钾 269mg	10%	钾 20mg	0%
DV%（每日营养素参考值）：每份食物中的营养素占每日推荐营养摄入量（DV)的百分比。摄入参考值以每日摄入 2000cal（2000 卡路里）为一般营养建议。		DV%（每日营养素参考值）：每份食物中的营养素占每日推荐营养摄入量（DV)的百分比。摄入参考值以每日摄入 2000cal（2000 卡路里）热量为一般营养建议。	
配料：水果胡萝卜。		配料：强化面粉 [小麦粉、烟酸、还原铁、维生素 B_1（硝酸硫胺素）、维生素 B_2（核黄素）、叶酸]、高果糖玉米糖浆、糖、棕榈油、甘油、2% 或更少的草莓浓缩果泥、香蕉泥、变性木薯淀粉、变性玉米淀粉、盐、小麦粉、发酵剂（小苏打、磷酸铝钠）、纤维素、玉米淀粉、纤维素凝胶、天然和人工香料、纤维素胶、柠檬酸、硬脂酰乳酸钠、黄 5 色淀、大豆卵磷脂、明胶、小麦淀粉、双乙酰酒石酸单双甘油酯、小麦蛋白、诱惑红铝色淀、卡拉胶、瓜尔胶、诱惑红。	

嗜糖如命的代价

对一些人来说，吃糖成瘾是一个不可避免的结果。有很多人甚至只能依靠加工食品来解决一日三餐。对于很多美国人来说，现代社会反而是一个"饮食荒漠"，低收入人群买不起新鲜健康的食材。而"赚得少"和"吃不好"正是"饮食荒漠"地区的两个重要特征。

无论是美国还是世界其他地方，贫困和肥胖问题往往如影相随。有一项研究发现，贫困率高于35%的国家，其肥胖率要比发达国家高145%。有很多家庭，由于经济条件差或者其他困难，日常采购食材地点仅限于街道便利店。试想，如果你是便利店老板，你进货时会选择保质期更久的包装食品，还是保质期很短且鲜有人问津的生鲜食材呢？答案很明显，在盈利的考量下，显然前者才是生财之道。总而言之，美国人现在非常依赖撕开即食的速食——而有时，这是他们唯一的选择。

人们对待甜食的态度也与之前大不相同了。从前，甜品是在特殊场合或偶尔的情况下才能享用到的东西。而现在，我们整天都用糖犒劳自己。无论是三餐、零食，还是日常饮品，都充斥着添加糖，从早到晚，我们的甜品味蕾都在蠢蠢欲动。早餐，以含糖的咖啡饮料搭配一份糖分爆表的谷物脆开始一天的生活；午餐，即使点了沙拉，也会在不知不觉中掉进高糖沙拉酱的陷阱；下午再来一杯甜味能量饮料；接着晚餐时间到，比萨来了，无论是比萨饼皮还是酱料，都充斥着糖分；这还没结束，还有餐后甜品呢。父母、老师和儿科医生，都会用糖果作为孩子表现好的奖励，甚至还用糖果当作小朋友受伤后的抚慰剂。就这样，甜食成了一个人生活的期望，也成了生活中不可或缺的角色。

数据证明了我们的结论，现在美国人的糖摄入量比以往任何时代都高。在18世纪50年代，美国人平均每天消耗大约一茶匙的糖（约4克），再看看现在，人均摄入量是那时的22倍！

糖果宝宝们

尽管饮食环境变了，但人类的大脑却没有太大改变。我们的大脑对食物的认知依然处于过去的"打猎采集"模式，依旧会为了采集香甜可口的野草莓而花上数个小时。只不过，现在的我们置身于一座大型的糖果乐园，有大量的糖果供人们采摘。而大脑就像一个小朋友来到一间无人售货的糖果超市。我们渴望吃糖的本能位于大脑中非常原始的区域，同样位于这一区域的还有繁衍后代或照顾幼崽的本能。而现在，这一部分的每个嗜甜细胞都被激活了。大脑进化程度更高的部分是外部区域（称为大脑皮层），大脑的这一部分可以抑制我们的原始冲动，让我们能够在正确的时间和地点完成任务，是这部分理性脑驱动着我们的择偶行为，让我们做出把幼儿交给保姆照顾的理性选择。

不过，一旦涉及糖，理性脑就好像消失了一般。我们的所作所为好像完全听命于嗜好甜食的原始冲动。为什么会这样？我们又该如何摆脱这种状态？

我们之所以难以控制糖的摄入量，是因为它的确具有成瘾性，就像毒品或酒精一样。我将在全书特别是第三章中详细地展开论述。人类对甜食的渴望是与生俱来的，所以糖比毒品或酒精更容易上瘾，就像"可卡因宝宝"出生时就在生理上依赖可卡因一样，这是因为他们的母亲在怀孕期间吸食了可卡因。而我们每个人都是以"糖宝宝"的身份来到这个世界，每个人都在生理上渴望通过甜食来获取营养以及安全感，再加上如今这个充满糖制品和胡吃海塞的时代，甜食广告随处可见，有那么多人对糖成瘾也就不足为奇了。

进化中的大脑

大脑结构极其精密，我们可以根据它的演化过程设想它的构造。下图中心部分是我们的"原始脑"，而外层的灰色部分则是"理性脑"。

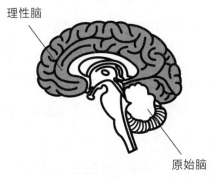

大脑图示

那我们如何摆脱这种困境呢？答案将在后文揭晓。我将解释人们为什么会吃糖上瘾以及"糖成瘾"背后的科学原理，这样你就知道该如何扭转这种局面了。我还将阐述该如何利用心理学的力量，以及提升自我认知，来摒除在当今社会环境下养成的不良习惯。但在我们深入这些话题之前，我想先谈一谈为什么我们需要控糖，并且越早开始越好。

节食文化的盛行

当你读到本章末尾你会了解，糖是如何通过多种方式给人体不断造成伤害的。不过深入探讨这个话题之前，我们应该先了解它是如何进入我们的生活的：通过节食文化的流行。

我们都是受制于社会环境的一分子，节食文化大肆流行的结果就是：要么饥肠辘辘，要么暴饮暴食。这并不是什么新鲜事。20 世纪初开始，普通大众了解到卡路里的概念，并通过计算卡路里来控制腰围；20 世纪 20 年代，吸烟被宣称为控制体重的最佳方法；接下来的 20 世纪 40 年代，计算卡路里成为风潮；20 世纪 60 年代，体重管理机构慧优体成立。

来到 20 世纪 70 年代，大家普遍认为脂肪会让人"变胖"并导致心脏病，因为这一观点有科学依据作为支持，很多食品公司和媒体都用"好食物"或"坏食物"这样的营销话术来为食品下定义，高脂肪的食物也不再像以前那般受欢迎，节食文化越发深入人心。在这期间，没有人关心自己摄入了多少碳水化合物，因为当时的"坏食物"是脂肪。正如我在前言中提到的，当时倡导大量摄入碳水化合物的生活方式是为了"心脏健康"，但那时大家通常不知道，碳水化合物中的糖与饱和脂肪一样，同样会诱发心脏病。

节食文化控制了我们的行为。而让人感到困惑的是，每隔几年（或不到几年）似乎都会出现一套新的饮食方案和建议：低脂饮食、高蛋白饮食、白天禁食、晚上禁食、严格素食、严格荤食等等。几十年来，品牌和媒体一直在向公众宣传某些特定的饮食方案，然而肥胖症仍在不断增加。

为什么"一周减掉 10 磅"[1]这种吸睛却危害十足的宣传语使人们相

1　10 磅约为 4.5 千克。——译者注

信减肥有速成方案？排毒疗法、循环饮食法，或是完全避免摄取某些食物的饮食方案，经常被宣传为神奇减肥疗法。但科学研究表明，这种说法并不准确，倡导戒掉某些食物（如碳水化合物）尤其有害健康。最重要的是，世上根本没有灵丹妙药或速成方案，市面上的流行饮食方案对人体的影响往往是弊远大于利。

糖是个隐形杀手

这是什么意思？因为糖对你的伤害往往并不明显。这就是为什么父母们通常意识不到孩子吃太多甜食的危害所在，这也是为什么许多嗜糖如命的人可能不觉得这是一个问题。如果医生说你身体健康，血液检查正常，那你就真的健康了吗？可能暂时是的，毕竟摄入大量糖分的负面后果不会在一夜之间显现。它们可能需要几十年的时间，才会以心脏病、认知障碍、肥胖症或癌症等形式表现出来。实际上，最近的一项研究发现，摄入添加糖与四十五种健康问题相关，而当这些健康问题显现时，伤害通常已经造成。

关于体重问题

仅仅摄入量超标（过度饱食，即摄入的热量多于预期量，或者多于消耗量）并不意味着他一定会超重或肥胖。有许多因素会导致肥胖和超重，摄入量超标只是其中之一，新陈代谢、年龄、遗传、运动量都是影响体重的因素。

我们通常更关注因超重或肥胖可能引发的健康问题（稍后几页会详细介绍），但这是否意味着如果你体重正常，就可以毫无顾忌地大吃特吃了呢？绝对不是！暴饮暴食还会影响人的心理和情感，这些影响可能同样极具破坏性，我将在本章后面介绍。

因为我们天生喜欢甜食，而糖无处不在，还有，正如我将在第三章中详细解释的那样，糖是会令人上瘾的，因此，我们很容易摄入过量的糖。有些人意识到自己确实吃得太多了，而有些人却几乎意识不到这一点，因为我们当下没有看到任何即刻产生的后果（比如超重或肥胖，或由此引起的任何健康并发症）。暴饮暴食很常见，但其机制很复杂，它之所以很难被理解是因为许多不同的事物都可能触发这种状况。压力是暴饮暴食的常见因素，焦虑也是，事实上，通过食物解压已经成为现代人应对日常压力的常态。有人研究了人们在应对压力时摄入 "治愈性食物"（comfort foods）背后的营养学和行为学因素，食用 "治愈性食物" 的女性称压力有所减轻，而那些不把吃东西作为减压方式的人则没有这种感觉。许多美国人陷入了通过美味的 "治愈性食物" 来自我解压的循环，结果往往就是所有食物都摄入超标。没有人会用蔬菜沙拉来进行自我疗愈，人们通常会选择薯片、冰激凌、饼干、糖果、比萨和意大利面等作为 "治愈性食物"。虽然除了自我疗愈外，暴食的原因还有很多，但暴食的食物却有一个共同点：它们通常含有添加糖。

体重与健康状况并不一致

每个人的身体形态都千差万别，并没有优劣之分，无论是哪种身材都有自己独特的美，都应该被接纳。现在能在广告中看到更多的"大码模特"，这确实是个不小的进步，由于美国大多数人都超重或肥胖，购买服装的消费者也是"大码人士"居多，因此，使用"大码模特"展示服装也无可厚非。但有人认为"大码模特"进一步将不健康的体重标准化，并创造了一种新的"理想体型"。我完全不同意这种观点。商店只是想卖衣服赚钱，所以让模特成为目标消费者的代言人，这只是一种商业策略，Gap 或 Athleta [1] 不必承担教导我们健康理念的责任，模特展示的是服装，而不是健康。

事实上，体重与健康绝对不能画等号。

我遇到过一些被认为是"健康体重"而实际健康状况非常糟糕的人。他们嗜糖如命，经常暴食，过得并不快乐，感到非常无助，他们想改变自己的行为，却不知从何下手。由于医生没有告诉他们需要减肥，或者他们觉得自己体重正常，导致他们越来越偏离健康轨道。

肥胖人群是不健康的饮食文化和食品工业化的受害者，正是不健康的饮食文化和食品工业化促使我们远离了真正的食物，更多地依赖加工食品，这种趋势反过来导致许多人对糖上瘾，而这正是肥胖率上升的原因之一。我将在后面的章节中详细介绍这是如何发生的（以及为什么会发生），但现在我并不是在责备那些超重者或肥胖者，对我来说那就像指责某人患有季节性过敏一样，他们是无辜的，因为人必须要呼吸，但

1　Gap、Athleta 均为美国服装品牌。——译者注

又无法控制那些会影响呼吸系统的树木和花朵。而人类也离不开食物，我们无法控制餐桌上的食物来源，这些被商业精心设计的产物就是会让人发胖。此外，与其他成瘾物质（如毒品和酒精）不同的是，我们需要食物来生存，因此不吃是不可能的。

不过，我担心的是与肥胖直接相关的健康问题和慢性疾病。肥胖是一种慢性疾病，通常通过身体质量指数（BMI）和其他炎症标志物（包括血糖、甘油三酯和腰臀围比）来诊断。肥胖之所以被归类为慢性病，是因为它通常伴随着许多其他疾病，如癌症、心血管疾病、糖尿病、睡眠呼吸暂停症和肌肉萎缩等，这些都是与肥胖相关的并发症。代谢紊乱就是其中之一，这种综合征的特征包括血压升高、血糖升高、腰部脂肪堆积过多（中心肥胖）以及胆固醇和甘油三酯水平异常，这在临床上具有重要意义，因为这些症状会引发一连串后果，代谢综合征会导致进一步的代谢损伤，如胰岛素抵抗——身体不能正确使用胰岛素，然后，生活的各个方面都会出现问题。在美国，代谢综合征的患病率为30%且还在不断增加，美国社会目前面临的主要问题仍是——大多数人和医生几乎没有采取任何措施来减少或预防这种情况的发生，而餐饮行业和社交媒体的负面作用只会让肥胖问题不断加剧。

大多数人都知道肥胖和超重会带来巨大的健康风险，但肥胖率仍在上升。我们知道肥胖是什么，它会带来什么危害，但我们接受了它的存在，社会也将其视为常态。尽管2016年美国有超过39%的肥胖人口，但医疗系统却几乎没有做出任何改变来应对这一问题。受到新冠疫情的压力影响，2020年美国的肥胖率达到了总人口的42.4%。社会正处于危机之中，那么为什么没有人采取行动呢？

关于身体质量指数 BMI 的误区

用 BMI 来诊断某人是否超重或肥胖并不总是准确的，它有一定的局限性。首先，它只反映了体重和身高的一种关系，在体重上并没有区分肌肉质量与脂肪重量之间的区别。职业运动员，如足球运动员，尽管他们的体脂含量非常低，但根据 BMI 计算，他们可能也算"超重或肥胖"。同样，许多经常锻炼、肌肉含量较高的人也可能因为这个原因被错误地判断为超重或肥胖。这就是为什么在运用 BMI 时要结合其他健康指标（包括血液指标如胆固醇、胰岛素或血糖水平）一起考量。BMI 只是衡量健康的指标之一，而非唯一的指标。

为什么暴饮暴食极具危害性

依次盘点各类健康危机，肥胖要排在第一位。这是因为，首先，美国人普遍超重或肥胖。当你查看周围，发现很多人都超重或肥胖的时候，你就会习以为常，而一旦人们将其视为常态，就难意识到其危害性。其次，节食文化让人身心俱疲。几十年来，人们一直被媒体、名人和所谓的营养大师鼓动，要遵循这样或那样的饮食方案，但实际上没有一个真正奏效，或者就算短期内奏效了，停止后不久体重就会反弹。最后，糖可以算作一种"毒品"。有时候我们吃糖就像有些人使用或滥用其他成瘾物质（如酒精或海洛因）一样。工作不顺利？喝杯含糖咖啡；

因为伴侣父母来家里感到压力大？吃块蛋糕是让我们心情愉悦并且被社会所容的合理方式。但与其他成瘾物质一样，这只是我们选择它们的部分原因，"糖成瘾"最初通过愉悦感来引诱我们，但随着这种愉悦感逐步占领我们的心智，摄取糖就变成了我们生活的常态。

糖对慢性疾病的影响

多年来，政府及官方机构不断告诫人们高糖饮食的危害，并敦促人们减少摄入以预防慢性疾病。然而不幸的是，太多人不以为然，结果许多慢性疾病变得更加普遍。流行病学研究表明，摄入过多的糖与慢性疾病（包括 2 型糖尿病、心血管疾病和癌症）有关，而且在关于这些疾病的医疗建议中，通常明确规定了要少吃添加糖。让我们仔细地研究一些与糖摄入有关的临床病症，这样我们就能理解，只要我们的饮食方式稍作调整，就能在很多方面显著改善我们的健康。

糖是一种新型烟草吗？

食品公司通常被视作"坏人"，在许多情况下，事实确实如此，那些经营者经常会将自身利益凌驾于大众的健康之上。添加糖一方面会让食品变得更好吃（在第二章中会详细介绍），另一方面就是会让消费者上瘾，就像烟草行业。大多数烟草制品都是合法销售的，但购买权在消费者自己手里。而目前的问题在于，每个人（至少目前是这样）都知道烟草有害健康且让人上瘾，所以如果你选择继续购买香烟并且烟不离手，那就是你自己的责任。

即使烟草行业自己也承认他们的产品会令人上瘾（请看他们包装上的警示标语，以及由他们赞助的公共健康宣传活动），但食品公司并没有承认其贩售的食品对健康的潜在影响，也没有在产品上贴任何警示标语。

关于糖的最新警示出现在 2015 年，当时美国食品药品监督管理局（FDA）规定公司需要在营养成分表上明示其产品中的添加糖含量。但狡猾的食品公司通过改变其配方钻了空子——食品中仍然有对你有害且容易上瘾的甜味剂，但这些甜味剂并不在 FDA 对"添加糖"的定义范围内。有关这些甜味剂的成分以及它们影响大脑和身体的科学机制，请参阅第二章。

烟草可不会隐藏在酸奶里，但糖会；烟草也不在早餐麦片里，但糖在；一瓶可爱迪士尼卡通包装的饮料中不含烟草，但却含糖。

超市会故意将含添加糖的产品放置在货架上能够平视的位置上。没开玩笑，超市空间就像高档房地产贩售处，想象一下，开放货架和平视处的货架相当于海滨房产。食品公司也是一样，不惜下血本让自己的产品出现在这些显眼的位置上，而那些不太吸引人、不知名品牌的产品（通常是更健康的选择）都被放在货架顶部或底部，你几乎无法触及或根本懒得弯腰去拿。食品公司非常清楚，经常去超市购物的顾客通常是带着孩子的女性，希望尽快完成购物，少点麻烦；或者是日常工作忙碌的上班族，只想快点拿到食物，而不想花时间四处寻找最健康的选择。资产雄厚的大食品厂正是利用了顾客的心理，将他们想要推广的产品摆放在我们（或孩子）面前。

2 型糖尿病

人们最早认识到 2 型糖尿病与摄入过量的糖有关是在 1907 年。到现在尽管已经过去了一百多年，政府机构仍在呼吁人们减少糖分摄入以预防 2 型糖尿病，而食品行业依然在不断生产精加工的含糖食品来增加人们的患病风险。简而言之，2 型糖尿病是一种慢性疾病，即你的身体无法正常代谢所摄入的糖分，由此导致高血糖，如果高血糖没法得到控制，又会导致一系列并发症，包括神经损伤、肾衰竭和视力丧失等。虽然摄入过多糖分与 2 型糖尿病有关，但我们不能将其归咎为患病的唯一原因，因为并非每个食用大量糖分的人都会患上这种疾病。此外，目前还存在争议的是，在 2 型糖尿病高发的问题上，糖占了多少比重；以及肥胖是否是由不良饮食习惯造成的。尽管在这个问题上还存在不少争议，但可以确定的是，糖分确实是导致人患 2 型糖尿病的风险因素，每天摄入一份含糖饮料（约 236 克），患 2 型糖尿病的风险会增加 27%。

超加工食品也是导致人患 2 型糖尿病的因素之一。许多人摄入的大部分热量都来自超加工食品，且大多数人的糖分摄入也来自这些食品。这着实令人担忧，因为超加工食品的摄入量每增加 10%，患 2 型糖尿病的风险就增加 25%。除了含糖饮料和超加工食品会增加 2 型糖尿病的发病率之外，精制碳水化合物也可能有害。我们的身体会迅速消化精制碳水化合物，使其转化为糖，精制碳水化合物包括吐司面包、精制谷物和意大利面。这些食物被归类为高升糖指数（GI）食品，减少此类食物的摄入已被证实有助于 2 型糖尿病患者整体血糖的控制。当你回顾大量现有的数据时，你可以看到一个非常显而易见的信息：避免糖分摄入有助于降低患 2 型糖尿病的风险，而如果你已经患有此病，避免糖分摄入有助于你控制血糖。

心血管疾病

心血管疾病是几种心脏疾病的总称，包括冠状动脉疾病、心力衰竭、高血压、中风和外周动脉疾病等。这些疾病通常是由血管内的斑块堆积造成的，因为斑块堆积会阻碍血管流通；而斑块产生的部分原因可以归咎于饮食中摄入了过量的糖分。心血管疾病的发病率非常高，或许你的家人中（包括你自己）就有人正受到这类疾病的困扰。事实上，它也是美国最常见的死亡原因，就像许多其他慢性疾病一样，它的源头也可以追溯到糖分摄入过多。尽管患心血管疾病的风险也会受到其他因素的影响，如饮食（红肉，尤其是加工肉类，与心血管疾病风险相关性更高）、遗传、种族和性别，但你无法改变自己的生物学信息，不过，你可以改变自己的饮食。即便是由于家族史或性别原因（男性比女性患病风险更高）使你患心血管疾病的风险更高，但是糖对心血管疾病的影响可是人人平等：研究表明，无论在什么年龄段，对于任何种族 / 民族的不同性别的人来说，糖的摄入都会显著增加患心血管疾病的风险。每天摄入一份糖（大约 4 克）会使心血管疾病的患病风险递增 9% 至 11%，这已经是个非常可怕的数字了，而每天摄入两份或更多的糖会使死于心血管疾病的风险增加超过 30%。

预防心血管疾病的首要方法是保持饮食健康，你可能已经猜到了，对于心血管病的医学建议是限制"超加工碳水化合物和含糖饮料"的摄入量。历史上专家们在讨论心脏健康时，通常告诉人们要远离反式脂肪和胆固醇，但现在我们知道，糖对心脏也非常不利。除了导致脂肪肝、增加炎症和尿酸水平、造成血糖失调（所有这些都可能诱发心血管疾病）之外，过量糖分还会导致心脏周围的脂肪细胞（即心包脂肪组织）增多，进一步增加患心血管疾病的风险。由于糖会通过不同的机制攻击心脏，所以，限制糖分摄入，无论是加工食品中的添加糖还是其他隐蔽形式的糖类，是保持心脏健康的重要途径之一。

癌症

在美国确诊的癌症病例中，约 40% 与肥胖有关。尽管这种相关性并不适用于所有类型的癌症，但目前已有 13 种癌症与超重和肥胖直接相关。癌细胞确实喜欢糖。癌细胞的生长和分裂速度比我们身体中的其他细胞快得多，这也解释了为什么它们需要大量的糖分作为燃料，但这不一定意味着我们食物中的糖分会"滋养"癌细胞，膳食因素与肿瘤生长之间的关系很复杂，还需要大量的研究。但目前已有不少研究证明，糖分与癌症之间存在强烈的相关性。其中一个原因可能是糖的促炎性，炎症会损伤细胞中的 DNA，导致其异常复制和基因突变，从而导致癌症；另一个原因是糖会刺激胰岛素和类胰岛素生长因子的分泌，这两者都可以促进肿瘤的生长和发展。这也许部分解释了为什么在一项对 10 万多名参与者饮食信息的大型研究中发现，糖摄入量最高的人患癌症的风险也最高。

　　了解含糖饮料摄入量与癌症风险的相关性后，相信你会把手中的含糖饮料扔进垃圾桶的。在那些患有向心型肥胖（即腹部脂肪较多）的人群中，含糖饮料摄入量高的人患肥胖相关的癌症的风险几乎增加了 60%。此外，含糖饮料还与所有癌症的死亡率呈正相关，尤其是乳腺癌。而对于所有种族中的男性而言，含糖饮料摄入量最高的人，患前列腺癌的风险增加了 21%。

阿尔茨海默病与认知功能低下

　　如果了解以上糖对健康的危害和各种致病机制还不足以说服你放弃糖，那么来看看接下来的信息吧。糖的摄入可能会影响你的大脑健康。

　　血脑屏障是一个环绕着大脑的过滤器，保护大脑免受血液中的毒素和其他有害化合物的侵害，同时为大脑提供其所需的关键营养物质，包括葡萄糖（被细胞用作燃料的一类糖）。在身体对葡萄糖的需求总量中，大脑供给约占 20%，葡萄糖可以通过不同的转运蛋白进入大脑。在正常情况下，大脑会获得所需葡萄糖来维持正常运转，包括能量生产、神经递质合成和抵御氧化应激（如果不加以抵御，可能会导致组织、DNA 和蛋白质的损伤）。然而，如果高血糖或葡萄糖代谢异常，过量的葡萄糖就可以穿过血脑屏障，导致脑组织受损。科学地来讲，过多的糖会损害认知功能；通俗地来讲，摄入过多的糖会让你变傻。

　　不幸的是，糖对认知功能的损害甚至可以追溯至一个人出生前。一项关于摄入食物信息的问卷研究发现，如果妈妈在怀孕期间采取高糖饮食并饮用含糖饮料，孩子的认知能力和解决问题时的非语言能力往往较差。母亲在哺乳期间的糖摄入量也可能对宝宝发育中的大脑产生负面影响。研究发现，在分娩后第一个月，新生儿经母乳摄入过多糖分会损害他们的神经发育，这种关联甚至在两年后仍然存在。

更糟的情况还在后面，摄入高糖的垃圾食品与海马体体积缩小以及记忆和学习能力受损有关。海马体是正确学习和记忆所必需的大脑区域之一，研究表明糖会令其萎缩。此外，儿童时期摄入含糖饮料与童年中期的语言智力水平呈负相关。

研究表明，糖摄入量较高的成年人在认知测试中的得分明显低于糖摄入量较少的成年人。尽管这项研究中的大多数糖来自含糖饮料，但加工食品和甜点也是一样的。然而，含糖饮料似乎是最危险的，因为它们导致认知障碍的风险几乎是其他糖制品的四倍。此外，每天摄入的糖超过 11 茶匙（每茶匙糖约为 4 克）的成年人也更可能在即时和延迟记忆测试上得分较低，他们在非文字记忆方面也会遇到障碍，非文字记忆是负责听、处理、存储和回忆信息的功能。尽管 11 茶匙糖听起来很多，但这其实比一瓶约 600 毫升的可口可乐中的糖要少。

儿时的甜蜜回忆

回想一下小时候，我们是否吃了太多糖？如果是，也不要担心。虽然在早年或童年时期限制糖分摄入可能是优化大脑功能和保护脑组织的有效策略，但你也没有时光机，而且大脑是可塑的，这时做出健康生活的改变也不迟，也同样对大脑的健康有益。

最近的研究也表明，摄入过量的糖与痴呆症有关。实际上，由于这种相关性，一些人甚至开始考虑是否应将阿尔茨海默病称为"3 型糖尿病"。在 2 型糖尿病和糖尿病前期患者中发现，他们居高不下的血糖水平与痴呆症和认知障碍有关。虽然尚不清楚糖尿病患者出现神经退行性疾病的确切原因，但已证明高血糖会在大脑内引起炎症反应。就像身体其他细胞一样，大脑的边缘系统内有胰岛素受体，虽然大脑不依赖胰岛素来维持葡萄糖水平，但胰岛素在调节包括注意力、记忆和学习在内的认知功能方面起着至关重要的作用。因此，高血糖水平与胰岛素抵抗的并存，可能部分解释了为什么胰岛素信号功能障碍与阿尔茨海默病有关。此外，记忆力和注意力下降，以及大脑灰质减少，都与 2 型糖尿病有一定的相关性。实际上，2 型糖尿病的患病时间越长，人越有可能患上痴呆症和轻度的认知功能障碍，由于他们长期处于高血糖状态，很可能因高血糖水平引发神经炎症和脑损伤。

即使没有糖尿病，也不是完全不可能患上认知障碍疾病。因为即使在没有被确诊为糖尿病的情况下，高血糖也会让身体出问题。单纯的高血糖与认知功能低下以及海马体萎缩有关，这进一步支持了高糖饮食对整体大脑健康有害的观点。就像饮用饮料与增加抑郁症风险有关一样（见下一节），饮用较多的甜饮料，包括果汁，与阿尔茨海默病的早期症状有关。与完全不喝甜饮料的人相比，每天饮用两杯含糖饮料，相当于让大脑早衰两年。每天饮用一杯这样的甜饮料，与中年时期大脑总容积和海马体容积减少，以及情景记忆力下降相关。

总之，无论年龄如何，糖吃多了对大脑的损害都是多方面的。虽然许多机制仍在探究中，但避免食品中隐藏的糖分是促进整体大脑健康和功能的有效方法。

心理健康

人们经常用糖来解决心理健康问题，如轻度至中度抑郁和焦虑，但实际上，食用添加糖反而会给精神带来负面影响。虽然许多导致心理问题的潜在因素是我们无法控制的，比如遗传和生化组成，但我们仍然可以通过控制一些因素来增加或减少患病的风险。例如，药物和酒精是可改变的风险因素，直接与许多心理问题如抑郁症、焦虑症、注意缺陷和多动障碍相关。滥用药物会让脑组织发生变化，直接影响一个人的心理健康状况。而糖和药物及酒精一样，摄入过量也可能使你面临更高的风险，因为它对大脑的影响方式与药物和酒精类似。关于一些常见的心理健康问题，让我们来看看营养素（特别是糖）对其产生影响的科学机制。

抑郁症。任何年龄的人都可能罹患临床抑郁症，抑郁症是美国最常见的心理健康问题之一。与其他心理问题一样，许多潜在因素都会增加一个人抑郁的风险，糖也不例外。事实上，每天喝一瓶饮料——仅仅只是餐饮店那种最小杯的饮料（约470毫升），患抑郁症的风险就可能增加5%；要是每天喝三罐呢，风险增加25%。还有研究表明，每天仅摄入一杯含糖饮料，就会增加重度抑郁症的患病率。虽然饮料通常是大多数人日常饮食中糖的主要来源，但加工食品中的劣质碳水也会影响情绪、导致抑郁。研究人员决定探究饮食中的血糖负荷与情绪障碍及抑郁风险之间是否存在关联。在实验中，研究人员用碳水化合物的质量和数量两个维度来评估食物的血糖负荷。高血糖负荷饮食包含更多的精制谷物和添加糖，类似西方的饮食风格，而低血糖负荷饮食中的碳水化合物大多来自更健康的食物，如全谷物。研究人员将受试者们分为高血糖负荷食物组和低血糖负荷食物组，结果发现，高血糖负荷组的人在抑郁症症状评估上得分比低血糖负荷组的人高40%。而另一项为期十年的追踪研究发现，摄入最多添加糖的人患抑郁症的风险最高，这些添加糖主要来自加工碳水化合物和饮料。尽管根据这些研究我们还不能说糖会导致抑郁症，但摄入过多的糖，患病风险的确会增高。

焦虑症。人们有时会感到担心或害怕，这些都是正常的，但当你患上焦虑症后，担心、害怕、恐惧和焦虑就会时时刻刻伴随着你，这种不理性的恐惧和莫名的害怕还会继续滋长，并在某些情况下对身体产生严重的损害。焦虑症是美国最普遍的心理健康问题之一。大约31%的成年人称其在人生的某个阶段经历过焦虑症。

你可能已经猜到了，糖也会助长焦虑。研究发现，焦虑水平较高的人摄入的糖分明显多于焦虑水平较低的人。此外，另一项研究发现，那些摄入过多超加工食品（比如饮料、蛋糕、精致谷物等所有含有大量添加糖的食品）的人患焦虑症的概率较高，而那些摄入较少加工食品的人患焦虑症的概率则较低。这与其他的研究结果类似，拥有摄入大量添加糖的饮食模式的人其焦虑水平往往更高。

糖可能通过以下几种不同的机制加剧焦虑：首先，糖会导致血糖水平起起伏伏，而血糖控制不良又与更高程度的焦虑有关。其次，糖会影响我们的肠道菌群（又称人体微生物组），导致低度炎症，这又会对我们的大脑健康产生负面影响。简单地说（这是个非常大的话题），肠道和大脑通过所谓的肠—脑轴相互联通，摄入过多的添加糖会改变肠道微生物，影响肠道与大脑的通信，增加炎症，进而影响心理健康和焦虑水平。最后，一些人用糖来缓解焦虑、进行自我调节——这可能让他们暂时感觉不错，但从长远来看，这只会使情况恶化。综上所述，高糖饮食通常与焦虑有关是有道理的。尽管目前调整饮食模式还不是焦虑症的治疗方法——主要是因为在这一领域缺乏观察性研究或干预性研究，但限制糖分或完全剔除糖分的方法，可能有助于治疗焦虑症，并且许多精神科医生会建议有焦虑症困扰的人最好减少糖分摄入。

注意缺陷与多动障碍。在过去二十年里，糖的摄入量和肥胖率飙升，与之情况类似的还有注意缺陷与多动障碍的发病率，几乎是在同一时期急剧上升。虽然注意缺陷与多动障碍的发病原因存在争议且涉及多种因素，但致病因素之一便是神经炎症。因此，如果神经炎症可能导致注意缺陷与多动障碍，那么我们就能理解为什么糖可能导致多动症，或者至少会让注意缺陷与多动障碍恶化。糖不仅可能引发肠道炎症（正如本章前面所讨论的），还可能引发大脑和身体其他部分的炎症反应。

通常我们认为注意缺陷与多动障碍是一种只存在于儿童时期的疾病，但该疾病的许多症状和功能障碍往往会持续到成年。虽然许多探究饮食与注意缺陷与多动障碍之间关系的研究是在儿童中进行的，但我们不妨思考下，这些研究很可能也适用于成年人，因为我们小时候可能也摄入了大量糖分。一些研究表明，富含精制碳水化合物和大量糖的饮食模式，与患注意缺陷与多动障碍有相关性。但研究结果并不一致，还有一些研究显示糖摄入与注意缺陷与多动障碍没有明显相关性。然而，临床研究表明，母亲怀孕期间摄入的糖也会对孩子造成长期影响：怀孕时每天饮用一杯（约240毫升）或更多的甜饮料，可能会导致孩子出现注意缺陷与多动障碍症状。所以，怀孕期间最好避免饮用含糖饮料。尽管我们不能确定糖会直接导致注意缺陷与多动障碍，但我们可以肯定的是，糖会使人兴奋，从而加重症状。

早亡。我们都希望能活得尽可能久一些。长寿的市场产业也非常庞大，无论走到哪里，似乎都有产品声称可以让你看起来或感觉更年轻、更有活力。外表上更显年轻和精神上更有活力固然重要，不过研究人员感兴趣的话题其实是如何延长寿命。过去长寿普遍被认为主要是由基因决定的，然而，现在情况已经不同了，现在我们知道，寿命只有大约7%可以归因于遗传基因。既然寿命只有很小一部分完全不受我们控制，所以更多的关注被放在了可控的因素上。如果你想多活十年，那你很幸运，根据哈佛大学的研究，五个与生活方式相关的因素可以帮助你实现这一目标：遵循健康的饮食模式；不吸烟；适量饮酒；经常锻炼；保持合理体重。能做到这些的人更有可能活得更久。不幸的是，整个美国只有约8%的人能坚持这种"低风险"的生活方式。让我们仔细检视一下第一个因素：遵循健康的饮食模式。

健康饮食不仅关乎我们吃什么，喝什么也很重要。我们知道喝含糖饮料会增加患多种慢性疾病的风险（请参阅前面的章节），但你知道这也会导致早亡吗？一项囊括了35项研究的大型分析发现，每天每增加250毫升含糖饮料的摄入，就会使死亡风险增加4%，这个量甚至还不到一整罐汽水。另一项大型研究发现，即使排除BMI、饮食和生活方式因素的影响，含糖饮料的摄入也会增加死亡风险。

如果你觉得换成人工甜味剂饮料就可以，那你就错了。研究表明，这种类型的饮料也会缩短人的预期寿命。除了饮料，还需要注意超加工食品。超加工食品也会减损寿命，每天摄入超过四份超加工食品，全因死亡[1]风险会增加62%。另外，每多摄入一份，风险就会再增加18%。除

1　因任何原因导致的死亡。——编者注

了糖以外，这些食品还含有其他成分，因此在看待这些食品的研究结果时，我们不能将糖的因素单拎出来。然而，我们在饮食中不会只摄取某一营养素，这些食品中大多数含有某种形式的糖。

综合来看，如果同时食用超加工食品和含糖饮料，那么所有的糖分就会迅速累积，折损寿命！饮食中糖占总热量的20%以上，会使死亡风险增加30%。请记住，大多数美国人的饮食中至少13%的热量来源于糖。虽然我们仍未找到延年益寿的所有秘方，但至少可以笃定地说，摄入过多的糖会缩短寿命。

我知道这一章讲述的大量糖对健康的负面影响，会让大家觉得我十分消极，但好消息是，这一切都是可以由你自己控制的。除了拒绝纸杯蛋糕这样显而易见的高糖甜品，你还要善于发现糖都藏在哪里。现在是时候做出改变了，全面提升健康水平和幸福感，让那些健康问题都远离我们。让我们先来仔细地认识我们的敌人——糖，这样你就可以发现它所有的藏身之处了。

第二章

潜伏在光天化日之下的糖

SUGAR IS HIDING
IN
PLAIN SIGHT

控糖之所以如此困难，其中一个重要因素便是——糖并不总是显而易见的。许多看似健康的食物通常都含有大量糖分。在本章中，我们将盘点糖的藏身之处，罗列出食品行业使用的各种糖类的别称，并揭穿那些出现在食品配料表上的所谓"健康糖"的真相（剧透一下：它们仍然属于糖，所以对健康有害）。

关于甜食的热门问题

糖是一种"狡猾"的成分，会悄悄潜入那些让人最意想不到的食品中。在我们深入讨论之前，让我先解答一些人们最关心的关于甜食的热门问题，可能各位读者也是因为这些问题才翻开此书的吧。

究竟什么是糖？为什么人们需要糖？这应该是简单的问题，但它也可能变得很复杂。

糖是一种碳水化合物，但糖可不等于碳水化合物，也不意味着如果你想减少添加糖的摄入量，就要减少所有碳水化合物的摄入，尤其是减少所有天然含糖食物（如水果）的摄入。我来解释一下原因。

所有碳水化合物最终都会在身体内分解成葡萄糖（一种糖类）和其他营养物质，葡萄糖是维持生命所必需的能量物质，它是身体各个组织细胞的燃料。一些葡萄糖会被即刻利用，而有些没有被即刻利用的葡萄糖，会被身体以糖原的形式储存起来以备不时之需，当我们需要更多的能量时，比如在剧烈运动时，身体就可以利用储备的糖原来供能。这个智能的机制是我们人体进化而来的，这样我们就不必通过不停地进食来获取能量，而是可以将其储存起来以备后用。

一些人认为，由于碳水化合物会在体内分解成糖类，所以应该将其视为糖类。我不同意这种逻辑，原因在于：你可以不摄入任何碳水化合物，但身体仍然会制造糖作为燃料（肝脏的功劳）。这是通过体内一种被称为糖异生的生化过程（如字面含义所示：通过其他来源制造新糖）来实现的。因为我们的细胞需要葡萄糖，这是一种必不可少的身体燃料，用来维持生存。如果我们没有摄入易于转化为葡萄糖的碳水，身体将利用非碳水化合物来制造葡萄糖，如蛋白质、肌肉中的乳酸和脂肪酸。

为了身体健康，血糖水平必须稳定在一个小范围内，如果血糖过高，就会导致机体组织和器官损伤；而如果血糖过低，细胞呼吸和能量供应则会受到影响。因此，身体能够"制造新糖"并维持血糖稳定至关重要。这个过程的主要优点在于，在没有碳水化合物或储备糖原的情况下，它可以帮助身体维持稳定的血糖水平。如果没有糖异生，人体就很难维持生存，尤其是在没有食物的情况下。因为身体需要稳定的血糖水平来维持大脑和红细胞的正常功能，这也是严格执行生酮饮食（即摄入极低的碳水化合物）的人仍然可以存活的原因。

因此，无论你吃什么，不管你喜欢与否，糖都是一种可自行生成的副产品。并且出于上述原因，这是一件好事，毕竟身体需要糖来维持运转。如果饮食中没有糖，身体会为我们制造糖。无论如何，我们确实需要糖才能生存。

可问题是：我们不需要添加糖来维持生存。事实上，添加糖是个慢性杀手，当我说减少糖分摄入时，我指的是减少添加糖的摄入。摄入添加糖与摄入其他碳水化合物对大脑和行为产生的影响迥乎不同。另外，你将在接下来的章节中看到，很多碳水对健康是有益的，并且含有让我们保持健康所需的营养素，但它们却不含添加糖。

那我得完全放弃所有糖类吗？强行戒断可行吗？

大可不必！对于大多数人来说，能够做到系统性地识别、替换和减少饮食中的糖，就可以逐渐摆脱对它的依赖。

你可能会产生疑问，通常情况下对某物上瘾，难道不是得完全戒掉才能康复吗？怎么还能继续食用它呢？对于像酒精或可卡因这样的物质，完全戒除是正确的。是的，许多人需要完全从生活中剔除违禁药物或酒精才能避免其对人体的伤害。不过对于药物或酒精，我们可以明确地识别，并避免摄入，它们并不会隐藏在食物中，也不会被各种广告轮番推销给我们。

当涉及糖的问题时，实际情况往往更加复杂。我们需要食物来生存，许多对我们有益的食物，如水果、部分蔬菜和牛奶，都含有天然的糖分，但以它们的含量来说并不足以对身体造成伤害。此外，你将在下文中了解到，糖隐藏在很多地方，你需要像个食物侦探一样去逐个搜寻。

孤注一掷（要么得到一切，要么一无所有）只会让你一败涂地。特别是在现代社会的食品环境下，没有人可以游刃有余地避开所有添加糖。正如你将在本章中了解到的，糖是无处不在的，而且糖会以不同的名称和不同的原因隐藏在食品中，想要完全避开是不可能的。在这种情况下，我们不必因为无意中吃了糖而苛责自己。

那么强行戒断所有糖是否可行呢？我从事这个领域这么多年，与许多经历过"糖成瘾"的人打过交道，我发现强行戒糖往往会事与愿违。我并不是说戒糖毫无效果，而是对于大多数人来说，一旦无法坚持，就会带来强烈的挫败感和羞耻感。此外，从心理学和神经科学的层面来说，在大多数情况下，强行戒断的方法很难坚持，如果你想改变生活习惯，最好的方法就是循序渐进。别担心，我会在接下来的篇章里教你怎么做。

那么其他碳水化合物也是糖吗？是否必须减少所有碳水化合物的摄入才能摆脱"糖成瘾"？

碳水化合物似乎背负了所有罪名。尽管其他人可能会这样告诉你，但实际上，碳水化合物并不一定对健康有害，一些我们熟知的健康食物，比如苹果、浆果和燕麦，都含有碳水化合物，吃这类碳水化合物能帮助身体维持正常运转。真正对你有害的，并不是碳水化合物本身，而是其中的添加糖。

让我们来看看其他碳水化合物，比如面包和意大利面，很多人往往很难控制这些食物的摄入量，也许你也认为日常应该控制一下这类食物的摄入，但如果你曾尝试过，就会发现这很难做到。

有些人对添加糖的依赖太深，甚至对于没有明显甜味的高碳水食物，例如面包和意大利面，也会摄入过多。接下来我会讨论为什么会出现这种情况，这与碳水化合物是如何被身体分解成"糖分"的有关。

尽管所有碳水化合物被身体分解后，最终都会成为血液中的糖分，但根据糖分类型的不同，这种生化过程以及我们最终的感受和反应也有所不同。

然而，根据我的经验，一旦人们大大减少添加糖的摄入量，往往就能控制好碳水化合物的摄入量。因此，在这本书中，我不建议通过完全戒掉碳水化合物的方法来摆脱"糖成瘾"，因为我相信一些富含碳水的食物（比如水果）实际上可以帮助你戒掉添加糖。我不建议大幅减少像面包和意大利面这样的碳水化合物（除非你觉得自己不吃也没有任何影响）。正如我上面提到的，你可以先尝试减少添加糖的摄入量，观察身体和大脑的反应，在你戒掉含有大量添加糖的甜食后，你可能会发现你对面包这类碳水化合物的渴望也大大减少了！

此外，我设计的一些食谱（见第180页）中也含有碳水化合物（考虑到万一你想断碳，或者只是想尝试一些不同的东西，我提供了不同的版本）。在第五章中，我将介绍一些食物，能帮你抑制想吃糖的欲望，其中许多食物都含有碳水化合物。

很喜欢吃甜食和富含碳水的面包和意大利面，我该怎么办？

有些人"无甜不欢"，有些人则酷爱高碳水化合物，还有些人"两者皆爱"。所以你是哪种类型呢？不妨来做个小测验吧，看看你遇到的是哪种问题，找到问题所在才能更好地帮助自己改变生活习惯。

你更迷恋哪种类型的碳水化合物？

在每列食物中，圈出你更喜欢的食物

甜味碳水	不甜碳水
巧克力蛋糕	意大利面
冰激凌	面包
糖霜甜甜圈	芝士饼干
布丁	德国碱水面包
奶昔	薯条
松饼	贝果面包
曲奇饼干	可颂面包
布朗尼蛋糕	墨西哥玉米片
苹果派	比萨
巧克力能量棒	炸薯角

统计一下每列中你圈出的食物数量，答案就显而易见了。

　　对很多人来说，他们对碳水化合物的渴望转化成了对甜食的渴望，但偏爱不甜的碳水化合物，如面包或意大利面的人也并不少见。这是为什么呢？因为无论我们食用哪种类型的碳水化合物，它对我们身体的影响都基本相同。我们摄入的高碳水食物，最终都会消化成葡萄糖，当体内吸收了大量的糖时，大脑就会释放大量名为多巴胺的神经递质，换言之，糖激活了大脑的奖励系统。这就是糖如此令人上瘾的原因。

　　大脑并不在意葡萄糖的来源。不论你吃的是意大利面还是法棍面包，内含的碳水化合物都会在消化的过程中转化为葡萄糖，激活大脑的奖励系统，增加多巴胺的分泌，让你体验到愉悦感。不过，如果你认为像面包和意大利面这样的碳水化合物并没有大量添加糖，那你就错了，这也是它们让人难以抗拒的原因。例如，一个正常大小的原味贝果约含55克碳水化合物和9克添加糖！也就是说，如果早餐吃一个原味贝果，不加任何酱，你就已经摄入了每日总添加糖推荐摄入量的36%！如果你再加两汤匙（约22克）奶油奶酪或其他酱料，那么这份早餐的添加糖含量可能接近总推荐摄入量的50%。

我之所以分享这些信息，是想让大家意识到，放弃碳水化合物并不是管理食欲的最优解，戒掉比萨和贝果也不是长久之计，最好的方法是将注意力放在减少添加糖的摄入上。许多加工食品含有可以被很快吸收的单一碳水化合物，比如添加糖。我们不应该完全戒掉碳水化合物，而是要减少食物的甜度。人类生来嗜甜，所以含糖食物对大脑来说更有吸引力。限制饮食中添加糖的摄入量，就可以缓解对非甜味碳水化合物的渴望。

本书侧重于帮助人们戒除甜食或"糖成瘾"，但如果你发现自己就是戒不掉碳水化合物，无论甜不甜都会吃得太多，那该怎么办呢？别担心，最好的方法是先减少添加糖的摄入，然后观察自己的反应，你很快就会发现，戒掉添加糖将使你更容易控制其他碳水化合物的摄入。

不同类型的糖之间有什么区别？有优劣之分吗？

关于糖的话题确实纷繁复杂。但不用担心，我将一一梳理这些关于糖的术语，让你一目了然。虽然这不是一堂生物化学课，但会涉及一些非常重要的关于糖和碳水化合物的基础知识，如果我们想要弄明白饮食偏好以及可能导致暴饮暴食的成瘾行为，这些基础知识必不可少。另外，这也会为接下来学习第三章的内容做好铺垫。了解不同类型的糖对大脑和身体的影响，可以帮助你更好地理解为什么吃完不同类型的食物之后身体会产生不同的感觉。

　　关于糖类的讨论多到几天几夜都讲不完。我们可以讲讲各类糖的升糖指数（有些高，有些低），或是讨论"单一"与"复合"碳水化合物的代谢途径。这些信息都很重要，但如果你想知道该如何减少糖的摄入量时，我认为这些帮助不大。原因很简单：如果你开始纠结于碳水化合物的摄入量，或者想弄清楚某些食物的升糖指数是否"过高"或"过低"（顺便说一句，升糖指数只是一个概括性指标，食物对血糖的影响是千变万化的，会受个体及健康状况的影响，甚至会因具体进食时间而异），它就会变得无比烦琐且令人困惑了。例如，一杯煮熟的藜麦含有70%的碳水化合物，但它同时也是良好的蛋白质来源，那么，你吃还是不吃呢？香蕉也是，一根大香蕉可能含有31克碳水化合物。而奶酪条和脆猪皮中不含任何碳水化合物，但它们健康吗？我知道大家会有不同的选择，但可以肯定的是，选择脆猪皮而不是香蕉，那肯定是大错特错了。

　　最重要的是，计算碳水化合物的摄入量或想弄清楚应该吃哪些碳水化合物，会产生很多的争议和误区，结果往往会导致你更加挫败。所以我的建议很简单：不要过分关注碳水化合物，只需努力减少或避免添加糖即可。

　　好的，问题已经解答了，现在就让我们来好好谈谈糖吧。

"换汤不换药"的糖

　　首先，我们得学会鉴别不同种类的糖。这件事并不容易，糖可不仅仅只有"糖"这一个名字，它还有240多个别称（请参阅附录，第227

页列出了所有添加糖的名称）。

　　我会在下文列出一些糖更常见的名称，如果可以，请熟记这个列表，这样当你查看食品成分表时，你就能识别出各种添加糖了。由于市场营销策略，许多糖甚至听起来都不像糖；有些看上去是甜味剂，听起来似乎对健康有益处（如龙舌兰蜜、蜂蜜）；而其他一些甚至听起来就不像是糖的名字（如糖蜜、糊精、麦芽酚）。

　　为什么会有这么多不同的糖呢？其实最开始并不是这样的，食物中的糖最初是从甘蔗或甜菜中提炼的蔗糖。后来由于食品技术的进步，科研人员开始调制不同形式的糖，于是各种类型的糖随之出现。还有部分原因是糖最近成了众矢之的，但食品厂商仍需要让食物保有甜味，于是将产品贴上"果汁甜味剂"或"减糖50%"的标签，这样听起来好像更健康一点。而且厂商也清楚他们可以利用糖的不同别称来掩人耳目，一般消费者根本不会意识到产品中其实含有大量的添加糖。所以，当你拿起一件商品，它的成分列表中写有龙舌兰蜜、浓缩果汁、高粱饴和糊精，一个不明真相的消费者可能会认为这是无糖食品，因为从未出现过"糖"这个字眼。但实际上，这个商品却含有足足四种不同形式的糖！

并非所有的碳水化合物都一样

　　不要一听到"高碳水"就觉得不健康。下列右侧的"低碳水"食物组其实比左侧的"高碳水"食物组更不健康。

　　划重点：不要纠结于"高碳""低碳"，而要查看食物中是否含有添加糖！

高碳水食物	低碳水食物
甜菜根	牛肉干
黑眼豆	厚奶油
南瓜	黄油
红薯	无糖可乐
苹果	田园沙拉酱
豌豆	高脂奶酪
玉米	打发奶油
杧果	意大利香肠
香蕉	炸猪皮

添加糖的一些常见名称

1. 糖

2. 果葡糖浆

3. 白砂糖

4. 浓缩果汁

5. 高粱饴

6. 玉米糖浆

7. 龙舌兰蜜

8. 原糖

9. 麦芽糖浆

10. 蔗糖

11. 葡萄糖

12. 转化糖

　　另一个原因是，不同种类的糖甜度也不同。果糖（一种天然存在于水果中的糖）是最甜的，其甜度几乎是蔗糖的两倍。此外，在食品生产加工的过程中，会产生许多不同种类的糖。例如，甘蔗会在不同的加工节点中生成蔗糖、蔗糖结晶、原糖、红糖、蔗砂糖、黑糖蜜、细砂糖、糖粉和转化糖等等，这还只是其中的几例而已，这些糖在烘焙或烹饪中具有独一无二的特性，有其各自的使用场景。但归根结底，它们也不过是不同版本的糖。

果糖

　　果糖是一种天然存在于水果中的糖，人们可能认为它很健康，但实际上并非如此。尽管我们鼓励吃水果（根据种类的不同，不同水果天然含有不等量的果糖和葡萄糖），但若只提取其中的果糖，情况可能会变得糟糕。

　　过量的果糖最终会以脂肪的形式储存在肝脏中，导致肝脏发炎，这就是为什么近年来因为饮食引起的脂肪肝非常普遍，甚至青少年也是如此，十个青少年中就有一个患有脂肪肝，这一数值在过去二十年里翻了一番。脂肪肝过去常见于成年人，且大多是因酗酒引起的，但如今，饮食成了此病的罪魁祸首（由此出现了"非酒精性脂肪肝"这一疾病）。

难道要限制水果摄入？当然不是！果糖造成的肝脏问题与吃水果无关，原因出在高浓缩果糖，比如果汁和果葡糖浆上。

隐蔽的（非健康）糖

拜市场营销所赐，许多人认为只要不是白糖就是健康的。消费者经常会选择红糖或原糖，因为他们认为它们比白糖（普通砂糖）精制程度低，因此也比白糖更健康。但事实并非如此。红糖或原糖仍然经过了高度的精制和加工。事实上，红糖是白糖和糖蜜的混合物，这种糖只会比单一类型的糖更不健康。你可以想象一下，从地下生长的甜菜根变成一袋结晶红糖，这是个质变的化学过程，与"天然"可没有半点关系。

而像蜂蜜和龙舌兰蜜这样的非精制糖，其实也是糖。并非来源天然就意味着它们具有某种神奇的功效。许多天然产物（毒蘑菇、蚊子、毒藤、可卡因等）都不见得对你有益。另外，你要知道，你得吃掉大量的天然的龙舌兰植物，才能获得一瓶龙舌兰糖浆所含的糖分。

躲得过糖，躲不过果葡糖浆

大型食品公司在这里扮演了重要角色。果糖比葡萄糖或蔗糖更甜，这意味着食品生产商仅需在产品中添加极少的量，便能获得较高的甜度。

果葡糖浆是食品公司使用最多的果糖类甜味剂。它提取自玉米，在 20 世纪 70 年代初出现在美国食品生产体系中，当时国内食品价格上涨，而糖的进口具有太多的不确定性。大约在这个时候，糖价上涨，而在美国本土制造果葡糖浆的成本更低。到了 1984 年，饮料界巨鳄制造商可口可乐和百事可乐分别改良了产品配方，将果葡糖浆作为甜味剂。因为它成本低，又易储存，能够改善烘焙食品的口感和味道。对于食品行业和消费者来说，似乎是个双赢的局面。你猜结果怎么样？他们是对的。

有一段时间，食品科学领域的研究人员认为果葡糖浆和蔗糖的生物学本质是相同的。蔗糖是一种二糖，由一个葡萄糖和一个果糖分子通过化学键连接在一起，果葡糖浆也是由葡萄糖和果糖组成的，但没有这种化学键的连接。我们知道蔗糖包含相等比例的葡萄糖和果糖，因为糖分子是成对的，并且通过糖苷键连接在一起。但果葡糖浆的问题在于，没有人明确知道配方中到底包含多少葡萄糖和果糖，因为没有法律要求食品厂商披露数量，他们只需在成分表上注明果葡糖浆即可。所以，当吃到含有果葡糖浆的食品时，我们并不知道其中含有 HFCS55（55％为果糖）还是 HFCS90（90％为果糖），或是其他配方的果葡糖浆。

2004 年，一位著名的肥胖研究专家乔治·布雷博士（Dr. George Bray）发表了一篇关于果葡糖浆的论文，引起人们的广泛关注。他揭示了随着时间推移，上升的肥胖率与美国人摄入果葡糖浆的量之间存在一定的相关性。相关性是指两者之间存在关联，但不一定存在因果关系。布雷博士的论文令我对这个问题产生了兴趣，想多了解一些关于果葡糖浆的信息。既然食品中有这么多的果葡糖浆，我们难道不应该知道它会对身体有何影响吗？

随后，我在实验室进行了一些关于果葡糖浆和蔗糖的实验。我们在实验室的大鼠中发现，尽管它们摄入的总热量相等，但相比于被喂以等量蔗糖溶液的大鼠，那些被喂以果葡糖浆的大鼠的体重增加更为显著。此外，我们还研究了果葡糖浆对体重以及与肥胖和代谢健康相关指标的长期影响，相较于对照组，那些采用果葡糖浆饮食的雄性和雌性大鼠在六到七个月的时间里体重增加更多，且脂肪量也增加了，尤其是腹部脂肪，另外，它们体内的三酸甘油酯水平也升高了。

这篇论文发表后遭到了美国玉米精炼协会（the Corn Refiners Association）的强烈抵制，他们立刻在媒体上抨击这些研究，称其为"垃圾科学"，并表示研究结果并不具备参考性，因为研究是在大鼠身上进行的。但不久后，该领域的其他学者也发表了果葡糖浆的临床研究结果。在其中一项现已众所周知的"胡椒博士[1]研究"中，成年受试者被给予胡椒博士饮料，根据饮料甜味剂来源的不同，分为果葡糖浆组与蔗糖组。结果显示，果葡糖浆组受试者血液中的果糖比蔗糖组多 20%，果葡糖浆组的人的血压、糖尿病和心血管疾病的相关生理指标也更高。显然，无论是对大鼠还是人类，果葡糖浆和蔗糖的作用是有区别的。

识别食品包装上添加糖的小技巧

1. 如果一个词以"糖"结尾，通常属于添加糖；

2. 如果一个词中含有"糖浆"，通常属于添加糖；

3. 如果一个词中含有"糖蜜"，通常属于添加糖。

---

1 Dr Pepper，美国知名饮料制造商。——译者注

学会看懂营养成分表		
趣多多（Chips Ahoy）饼干		
营养成分表		
每袋包装约含有 11 份		→ 每份的分量即为 FDA 的推荐量。
每份 3 块饼干（33g）		
每份卡路里值	160	→ 该卡路里（能量单位）为每份食品的能量值。
%DV		
脂肪 8g	10%	
饱和脂肪 2.5g	13%	→ 属于不健康脂肪，摄入过多会使低密度脂蛋白中的胆固醇水平升高，从而增加患心血管疾病和中风的风险。
反式脂肪 0g		
胆固醇 0mg	0%	
钠 110mg	5%	
碳水化合物 22g	8%	
膳食纤维 <1g	3%	
糖 11g		
添加糖 11g	22%	→ 在食品生产环节及包装前加入的糖即是"添加糖"。摄入过量添加糖会增加 2 型糖尿病、心脏病及其他健康风险。
蛋白质 1g		
维生素 D 0mcg	0%	
钙 5mg	0%	
铁 1.1mg	6%	
钾 0mg	0%	
%DV（每日营养素参考值）：每份食物中的营养素占每日推荐营养摄入量的百分比。摄入参考值以每日摄入 2000 卡路里热量为一般营养建议。		
* 访问 www.fda.gov 以获取最新营养资讯，包含其他营养素的每日参考值推荐。		

为何需警惕"天然"糖

含有大量果糖的可不只有果葡糖浆。市面上有许多甜味剂听起来很健康，比如浓缩果汁或龙舌兰蜜，但实际上它们的果糖含量可能比果葡糖浆还高，龙舌兰蜜的果糖含量可达90%。此外，浓缩果汁通常用来给食品增加甜味，很多时候人们看到"果汁"就认为它是好的，因为它提取自水果。但事实上，当水果被"浓缩"之后，所有的纤维和许多健康的维生素，比如维生素C都被去除，只留下了糖分。所以当你看到含有"浓缩果汁"的食品时要知道，关于水果的部分它只剩下糖了。

蜂蜜被用作甜味剂的历史已经有近一万年。过去，人们认为蜂蜜有治疗疾病的功效。此外，蜂蜜对佛教、伊斯兰教、犹太教、印度教和基督教等多个宗教都具有重要意义。蜂蜜的功效包括抗真菌、抗病毒和抗菌作用，它含有胆碱和乙酰胆碱等人体必需的化学成分，而普通糖则没有。与其他代糖产品相比，蜂蜜的热量并不低，一汤匙（约15毫升）蜂蜜的热量有64卡路里，比一汤匙蔗糖的热量（48卡路里）还要高。因此，用蜂蜜替代蔗糖可能导致摄入能量超标，进而引起体重增加。

枫糖浆和蜂蜜一样，是一种天然的代糖产品，但它的热量也不低。枫糖浆是由糖枫树的树汁熬制而成的糖浆。枫糖浆含有高浓度的锰和锌，由于富含这些矿物质，许多人都认为它是蔗糖的健康替代品。它的热量比蜂蜜低一些，但仍略高于蔗糖。因此与蜂蜜一样，用枫糖浆替代普通糖也不能减肥。

此外，这些代糖并不比糖来得更健康，因为大脑分辨不出两者的区别，最主要的是甜味才是诱发上瘾的因素。欲知更多内容，请参见第三章。

小心那些含有大量添加糖的"健康食品"

对大多数人而言，主要问题在于弄清楚哪些食物含糖，从而达到限制或避免摄入的目的。由于糖有很多不同的名称，而且食品厂商对糖的标注往往含糊其词，所以人们很难辨别哪些产品含糖。因此我们必须做好功课，知道该注意哪些方面。下面我们来认识一些"狡猾"的含糖食品，以及生活中一些可以选择的低糖替代品，虽然它们往往含有代糖，不过没关系，像罗汉果糖、甜菊糖等代糖可能会帮助你减少糖的摄入。不过，记得阅读本章后面的部分，我们的终极目标是告别甜食，这其中也包括代糖食品。

早餐谷物

你在超市看到的许多早餐谷物都宣称自己是"健康"早餐，它们可能会用"全谷物"和"优质谷物"这样的标签作为"健康"的卖点，虽然他们说的也许是真的，也含有很多其他营养物质，但不可忽视的是，它们的含糖量其实也很高。

我们来看看家乐氏健怡（Kellogg's Special K）的水果酸奶麦片吧。一份就含有 13 克添加糖，这还不包括搭配食用的牛奶！天啊！这就占据了每日推荐摄入量的 26%（超过一天所需添加糖的四分之一）。

那么，选择桂格生活（Quaker Life）或蜂蜜燕麦片（Honey Bunches of Oats）[1]怎么样？每份只含有 6 克糖。卡西（Kashi）的法式吐司谷物脆

1　Quaker Life 和 Honey Bunches of Oats 皆为美国超市的速食品牌。——译者注

（每份 6 克糖）和麦圈（Cheerios）的原味早餐谷物（每份 1 克糖）也是低糖的选择。

能量棒

能量棒通常被视为一种方便携带的小零食，可以帮助人们在两餐之间补充能量。然而市面上的能量棒的质量鱼龙混杂，有些含糖量较高，而蛋白质这种能让人真正产生饱腹感的成分却少得可怜。

一个典型的例子就是 CLIF 品牌的经典巧克力能量棒，这款能量棒含有 17 克添加糖（占每日建议摄入量的 32%）。

可以选择 KIND 品牌能量棒（其黑巧坚果海盐口味能量棒只含 5 克糖），另一个低糖选择是 RXBAR 品牌。虽然 RXBAR 能量棒大约含有 13 克糖，但是它们的甜味来自椰枣，不含任何添加糖，而且还含有 12 克蛋白质，可以让你整天保持饱腹感！

希腊酸奶

希腊酸奶是日常生活中方便易得的蛋白质来源，富含钙和益生菌，能够帮助维持肠道健康。市面上有各式各样的酸奶，但许多知名品牌的希腊风味酸奶都添加了大量的糖。在购物时要仔细检查酸奶的含糖量，最好选择原味的，可以自己加一些浆果以增加口感。

优诺（Yoplait）的草莓味希腊酸奶每份含有 10 克添加糖。相当于一小杯希腊酸奶中约有 2 茶匙糖。

而菲杰（FAGE）的全脂希腊酸奶则不含任何添加糖，还有 14 克蛋白质。

调味咖啡饮品

咖啡已经从最初的普通黑咖啡发展成了品种、口味和包装规格非常多样化的成熟商品。星巴克是咖啡爱好者的聚集地，但其中很多咖啡饮品可能含有过多的添加糖，当然不仅仅是星巴克，其他咖啡店的饮品也一样。

通常星巴克的一份大杯焦糖玛奇朵，里面就含有 33 克添加糖。

而健康选择则是：不加糖的咖啡、茶或意式浓缩咖啡，然后加一些无糖牛奶。

压榨果汁

在超市的生鲜区，通常有一整面摆满了各式各样的果蔬汁的货架墙。这些果蔬汁的广告语很吸引人，比如"一瓶满足一整天的营养所需"。然而，正如前面所讲的，这些果汁已经失去了水果原本的纤维和许多营养素，留下的只有糖分。

赤果（Naked）品牌的绿色浓缩果汁的广告语为"增加水果、蔬菜摄入的理想健康饮品"，然而他们并不会告诉你每份饮品中含有 53 克的糖。这往往就是最困扰消费者的地方，这里没有添加糖，如果你看一下标签，就会发现这款产品的主要成分是果汁，而根据美国食品药品监督管理局的定义，果汁不算添加糖。商家宣称，每瓶饮料中含有 11/4 个苹果，1/3 个杧果，1/12 个菠萝，1/3 个猕猴桃和 1/2 个香蕉的果汁（糖），还有一些其他成分，包括小麦草、羽衣甘蓝、西蓝花和菠菜。所有果汁都被浓缩并包装在方便携带的瓶子里。我不否认这些成分对健康的益处，但是完整形态下的果蔬才富含纤维和其他营养素，对健康也更有益。再想想看，如果坐下来吃完以上所有食材，需要多长时间？假设你真的能把它们全都吃完，那么即使摄入的糖分总量相同，但是拉长了时间维度，并且有大量纤维可以缓冲糖分对大脑的刺激。我将在第五章更详尽地探讨"食用"和"饮用"的区别，但现在请先记住，"喝下食物"与"吃掉食物"带来的饱腹感以及对大脑产生的作用有明显差别。

总之，要小心那些果汁饮料。尽管从理论上讲它们并不是添加糖，但实际上应该将它们视为添加糖。如果继续让我推荐较健康的选择，那就试试苏雅优步绿饮（Suja Uber Greens）的果蔬汁，每份仅含有5克糖，其中不含添加糖。

即食麦片[1]

无论是将即食麦片加入酸奶碗中还是作为零食单独享用，其中的糖含量都可能超乎你的想象。即使即食麦片可能是全谷物制品，但其中的糖分却不容小觑。

在天然山谷（Nature Valley）燕麦蜂蜜高蛋白即食麦片中，每份（65克）中就含有15克添加糖。

这样一来，不如选择伊丽莎白纯天然（Purely Elizabeth）的有机古早原味即食麦片，每份含有7克糖、2克膳食纤维以及3克蛋白质，热量更低，饱腹感却很强。赤熊（Bear Naked）的香草杏仁即食麦片也是个很好的选择，每份含有4克糖、3克膳食纤维和3克蛋白质。

---

1 用烘烤过的谷类、坚果等配制而成的早餐食品。——译者注

水果干

水果干比新鲜水果口感更扎实，因为水果中的水分已被去除，而在整个加工过程中，厂商可能还会加入额外的糖来增强水果干的甜味。如果在不含添加糖的情况下，水果干可能是个不错的选择。

优鲜沛（Ocean Spray）的蔓越莓干每份（40克）含有26克添加糖（这相当于每日推荐摄入量的52%）。

如果选择优鲜沛的减糖50%版本，每份只含12克糖。至于其他可推荐的低糖水果干，杏干算一个；轻绿（Crispy Green）的冻干水果脆片也很优秀，没有添加糖。

冷冻比萨

冷冻比萨是许多家庭晚餐桌上常见的速食食物，比萨除了含有大量的钠和脂肪外，可能还含有大量的添加糖。

迪吉奥诺（DiGiorno）的冷冻腊肠比萨含有36克糖，其中一半以上都是添加糖。

相较之下，艾米（Amy's）的玛格丽特比萨会更健康，每份只含有4克糖（整个比萨含有12克糖）。加州比萨厨房（California Pizza Kitchen）的薄底玛格丽特比萨是另一个低糖选择，每份也只含有4克糖（整个比萨含有12克糖）。

运动饮料

调味饮品和运动饮料在人们的生活中非常常见。运动饮料起初是为了补充运动期间流失的水分，但现在许多人随时随地都在喝。以防弹衣（BodyArmor）的草莓香蕉口味的运动饮料为例，每份（约473毫升）

含有 21 克添加糖。而若是选择诺玛（Nooma）的有机运动饮料，每份（约 500 毫升）仅含有 5 克糖（其中不含添加糖），因为它使用天然水果提取物来调味，甜味则来自甜菊糖。此外，佳得乐（Gatorade）或劲力（Powerade）的零系列运动饮料是 0 糖 0 卡的，可以作为原佳得乐的高糖饮料的健康替代品。

饱腹感从何而来

感觉吃饱了，也就是饱腹感，其实涉及一些有趣的生物学因素。当你吃东西或喝东西时，饱腹感来自消化道分泌的化学物质。这不仅仅是食物或饮料本身作用的结果，还包括咀嚼和消化用的时间等各种因素，它们都会影响你的饱腹感。饱腹感还决定了进食时间，如果你感觉到饱腹感，就不会想在下一餐前吃零食，这样两次进食之间的间隔时间会更长；如果你没有饱腹感，就会一直寻找食物来填饱肚子，进食间隔会很短。

然而，并非每种食物都能产生相同程度的饱腹感。富含膳食纤维和蛋白质的食物给人带来的饱腹感最强。富含蛋白质的食物，如红肉类、禽类、鱼类和鸡蛋，都是高饱腹感的食物；富含膳食纤维的食物，如全谷物、豆类、水果和蔬菜，也能让人产生较高的饱腹感。这些食物会延长饱腹感的时间，使得进食间隔更长。而脂肪和碳水化合物产生的饱腹感较低，因此，富含碳水的食物，如汽水、意大利面、比萨饼和谷物，以及富含脂肪的食物，如油炸食品和糕点，产生的饱腹感较低，这样你就会频繁地想吃零食或盼望自己能快点吃到下一餐。

　　饱腹感也会受到认知和感觉信号的影响，食物的色泽、气味和质地都会影响饱腹感以及进食量。

关于替代甜味剂

　　避免添加糖确实很难，但我们已经知道要注意果汁添加，并查看食品成分表中的"添加糖"，相信现在应该感觉容易一些了。下面，我们要进入另一个具有挑战性的领域，即了解糖的小伙伴——替代甜味剂。

　　替代甜味剂也被称为低卡或零卡甜味剂，我把其归类为人工甜味剂，因为它们一样具有成瘾性。这些甜味剂因为可以减少特定食物中的热量摄入而大受欢迎——毕竟选择味道不变但热量更低的食品显然要比减少摄入量容易得多。很多人认为长期食用这些低热量的代糖食品可以减重，然而，情况可能并非如此：尽管零卡甜味剂的使用量增加了，但美国的肥胖率仍在持续上升。因此，零卡甜味剂可能不是我们以为的正确减肥方案。

　　目前消费者及食品制造商都对替代甜味剂食品趋之若鹜，一些热门的低卡替代甜味剂产品有甜菊糖、罗汉果糖、阿洛酮糖和糖醇。让我们来一一认识这些甜味剂，然后我会告诉你，我为什么不推荐它们。

　　甜菊糖。甜菊糖是一种比白砂糖甜 150 到 200 倍的替代甜味剂。只需少量甜菊糖即可让食品达到与普通糖相同的甜度，也就是说，食物中来自甜味剂的热量会更少。

　　罗汉果糖。罗汉果糖是另一种零卡甜味剂。它是罗汉果去除种子和果皮后榨汁而成的。每份罗汉果糖甜味剂的卡路里为零，但甜度却是白砂糖的150到200倍。它通常用于烘焙食品，因为它具有很好的热稳定性。

阿洛酮糖。阿洛酮糖来自小麦、甘蔗糖蜜和伊特亚植物（itea plants）。作为一种低热量甜味剂，它的甜度相当于蔗糖的70%，但每克只有0.4卡路里，通常被用于食品和饮料中，它没有苦涩的草本余味，并且表现出优异的胶凝特性。它能够高效参与美拉德反应，使蛋糕和饼干呈现出漂亮的焦糖色，因此经常被用于烘焙食品和棕色饮品的制造。

糖醇。糖醇是一种非常受欢迎的替代甜味剂，是由糖分子构成的，但在糖分子上替换了一个羟基，它们很难被消化，不会被完全吸收，因此被认为热量较低。然而，由于它们难以消化，可能会导致腹胀和腹部不适等消化问题。

由于原始糖分子的不同产生了不同类型的糖醇：山梨醇、甘露醇、异麦芽糖醇、麦芽醇、乳糖醇、木糖醇和赤藻糖醇等都是可添加于食品中的糖醇。山梨醇被用于多种产品中，包括口香糖、烘焙食品、冷冻甜点和无糖糖果等；甘露醇主要用于制药和营养片剂；异麦芽糖醇用于硬质糖果、夹心糖果、巧克力、烘焙食品、营养补剂、止咳糖和口香糖；麦芽醇可作为脂肪的替代品，广泛用于烘焙食品；乳糖醇通常与其他低热量的甜味剂结合起来使用，常用于低热量、低脂肪或无糖冰激凌、巧克力、硬糖、软糖、烘焙食品和代糖食品中；木糖醇是最甜的，它是食品、制药和营养保健品中的常见成分，包括口香糖和糖果；赤藻糖醇则用于口香糖、糖果和冰激凌。

关于赤藻糖醇

来自克利夫兰诊所（Cleveland Clinic）的研究显示，血液中的赤藻糖醇的水平与心血管疾病之间存在相关性，这与科学家们发现的糖的作用极为相似。该研究特别关注了赤藻糖醇（而没有分析其他糖醇），发现使用赤藻糖醇与心脏病和血栓形成呈现高度相关性。那么，我们该弃用赤藻糖醇吗？

可能还需要进行更多研究来验证赤藻糖醇（以及其他糖醇）是否会对心脏健康有害。虽然糖醇可以帮助戒糖，但也不应过度依赖化学物质来欺骗大脑；虽然零卡不会致人发胖，但为了维护心智健康和心脏功能，也应该尽可能地少用替代甜味剂产品！本书最后附上的食谱（见第 176 页—226 页）就完全避免了替代甜味剂成分。

替代甜味剂引发的健康问题

研究表明替代甜味剂在短期内有助于减少热量摄入。在一项实验中，31 名受试者在进餐前先饮用了由不同甜味剂制成的饮料，这些甜味剂分别是甜菊糖、阿斯巴甜（无热量）和蔗糖（普通糖）。研究发现，无论在饭前喝了哪种甜饮料，在一餐中摄入的食物量都是相同的。不过虽然餐中摄入的热量相同，但饮料的热量却是不同的，由于这些甜味剂的热量极低，所以该组受试者摄入的总热量也较低。

虽然短期来看替代甜味剂确实会让人减少卡路里摄入，这也支持了先前的观点，但是短期内的热量减少可能会引发未来的暴饮暴食。有动物研究表明，去除甜食中的热量会干扰动物体内调节能量摄入的能力。在一项研究中，当大鼠摄入用糖精调味的酸奶后，其进食量增加，体重和体脂也增加了。在人类中也观察到人工甜味剂会导致肥胖和超重的现象。一项对数个研究的分析发现，在一些队列研究（分析流行病学研究的主要类型之一）中，低卡甜味剂摄入与高 BMI 呈正相关。

很多理论都能解释为什么低卡替代甜味剂制品会导致体重增加。有一种理论认为，人工甜味剂会让人更偏爱甜味的食物，一项动物研究验证了这一理论。研究人员将大鼠分为两组，一组饮用无甜味的水，另一组饮用添加了人工甜味剂的甜味饮品，两组饮料热量相同，口味不同。如果大鼠更喜欢甜味饮料，则表明人工甜味剂会致使它们偏好甜食；如果它们对两种饮料的偏好一致，则表明大鼠对食物的偏好与食物的热量有关，与味道无关。连续饮用几天后的结果显示，饮用添加人工甜味剂饮品的大鼠更喜欢甜味饮料，这表明甜味剂增强了其对甜味的渴望，这种愈发强烈的甜食欲望通常会催生其对高热量含糖食物的暴饮暴食。

另一种关于低卡替代甜味剂导致体重增加的理论认为，甜味剂改变了人体对甜食的激素反应。与普通糖一样，人工甜味剂会激活位于舌头上的甜味感受器，并向大脑发送信号，特别是下丘脑和杏仁核。这个过程会刺激脑中与甜味相关的奖励系统。然而，人工甜味剂并不会像糖那样引起血糖和胰岛素上升，后饮食满足通路（postingestion pathway）并没有被激活，从而导致人食欲增强，摄入增加。

对啮齿类动物的研究还发现，摄入人工甜味剂会影响胰高血糖素样肽 1（GLP1）的释放，这是一种调节饱腹信号和食欲抑制的激素。一项研究测试了大鼠在摄入甜味剂后对普通糖的反应，结果大鼠出现了高血糖，这意味着它们血液中的糖含量很高，身体无法正常处理糖的摄入；同一研究还显示，大鼠的食物产热效应下降，即当身体消化食物时，消耗的热量更少；最后，研究还发现，大鼠的饱腹感降低，热量摄入增加。所有这些效应都可能导致体重增加并引发肥胖。

最后，正如我之前提到的，当你食用这些甜味剂时，你的大脑并不知道它是"假的"，大脑认为这就是真正的糖。我将在第三章中更详细地讨论这一点，我将剖析"糖成瘾"的机制，其源于甜味，而与使用何种甜味剂无关。只要舌头感受到甜味，信号就会传递到大脑，告诉它你正在品尝甜食，从而加深你对糖的成瘾循环。

划重点：替代甜味剂也许只是你戒掉真糖的一个过渡工具，要真正治愈你的大脑并摆脱"糖成瘾"，终极目标应该是减少饮食中所有的甜味剂。

现在，你已经知道了该如何识别各种食品中隐藏的糖分，下一步，我们来解决"糖成瘾"问题。不过，我们得先认识成瘾的定义，以及糖是如何参与其中的。

第三章

令人上瘾的糖

　　我记得小时候看到过一则公益禁毒广告，那是 20 世纪 80 年代，广告中，一个人举着一个鸡蛋说："这是你的大脑。"然后镜头转向一个"滋滋"作响的煎锅，他说："这是毒品。"然后他把鸡蛋打到锅里，说道："这就是你吸毒后的大脑。"我第一次看到那则广告时可能只有八九岁，但回想起来，这个直截了当的信息对我产生了巨大的影响。这不仅让我恐惧毒品（一想到自己的大脑像鸡蛋一样被煎熟就足以把我吓跑），而且我日后开始研究大脑机制，说不定也受到了它的潜在影响。

　　这则广告出现于 20 世纪 80 年代，当时美国正在经历可卡因成瘾危机。针对当时药物滥用和成瘾激增的情况，美国展开了一场名为"禁毒战争"的运动，旨在打击非法药物使用，这是一场扫毒行动。那时，成瘾对象还仅限于药物和酒精，然而，这种情况正在改变。研究表明，成瘾不仅限于这几种物质，实际上，能让人成瘾的物质远远超出这些范围。医生认为，人或许会对一些活动上瘾，比如赌博、电子游戏和性，甚至是糖。但不幸的是，时至今日，我们不仅仍在与毒品作战，同时还卷入了多场战争，其中之一就是与糖的战争。

成瘾是如何形成的

或许你不知道的是，并非每个人都会上瘾。有些人会偶尔喝几杯葡萄酒，而有些人却喝到停不下来；也有人偶尔会吸烟，甚至放纵一下，但也不会成瘾；糖也是如此，有些人吃一块饼干就满足了，而有些人却忍不住越吃越多。

在可控与失控之间好像有个临界点，在可控的范围内，人可以享受饮酒或进食的乐趣；然而，超过临界值之后，人就突然陷入了失控的境地，也没有快乐可言，每次获得一丁点的快乐奖励也立刻会被羞愧、内疚和后悔所淹没。

成瘾是因反复接触引起的，并且影响了奖励机制的正常运作。科学家们用拮抗理论（Opponent-Process Theory）来描述成瘾的发展。即第一次使用某种物质时，人们会从中获得奖励，感到"快乐"，但随即就会感到"失落"。随着使用次数的增多，"快乐"减弱，而失落感加剧，后来就发展成使用这种物质与"快乐"无关，仅是为了回归"正常"状态，以逃避反复来袭的失落感。

由于大脑对奖励性活动的反馈方式，个体会对某些行为逐渐成瘾。我们的大脑分为不同的区域，分别负责不同的功能，一些区域负责感觉快乐、奖励和记忆，而另一些区域则负责动机和控制，每个区域在独立工作的同时，也在与其他区域保持互通，而让大脑在不同区域之间进行通信的物质是神经递质，这种化学物质会根据周围环境和身体状况，向大脑的特定区域传送信号。

例如，假如我们闻到了刚刚出炉的苹果派的香气，脑中就会立刻想到它的味道，并想要吃一块，之后便会走过去拿起一片。这一系列活动的发生，离不开神经递质去激活大脑和身体中的特定通路。在这个例子中，神经递质要激活脑中对味道的记忆，以及鼓励我们走过去吃一块的神经通路，当吃下一口美味的苹果派后，神经递质还会激活负责产生愉悦感和快乐的奖励系统，并告诉我们何时该停下来。

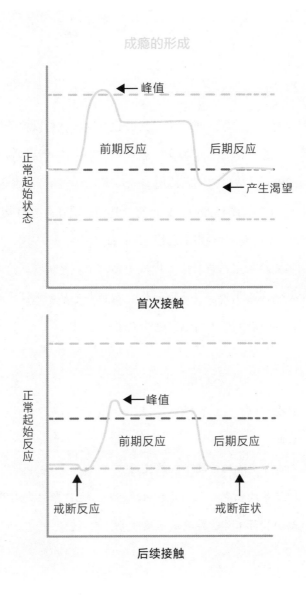

然而，成瘾者大脑中的神经递质的作用与非成瘾者的不同。当大脑对药物上瘾时，特定的神经递质开始在大脑的关键区域中以不同的方式发挥作用，特别是与奖励相关的区域，这将导致人们陷入"反复使用——戒断——再次渴望"的恶性循环中，而这正是成瘾的特征。

成瘾的定义

我们需要有一个清晰的概念来定义成瘾，这样就可以检验糖是否符合这些标准。大多数医学专家按美国精神病学协会的《精神障碍诊断与统计手册》（DSM），或者"物质使用与成瘾症"的诊断标准来定义成瘾。在目前给出的 11 项诊断标准中，只要符合其中一项就有成瘾风险；如果符合 2—3 项，可能有轻度物质使用障碍；如果符合 4—5 项，可能是中度物质使用障碍；如果符合其中 6 项或更多，那就是成瘾。这些诊断标准可参见下文所示。另外，在第四章你会看到一个基于该评定标准而设计的小测试，你可以测试下自己对糖的成瘾程度。

物质使用障碍诊断标准

1. 耐受。

2. 戒断。

3. 在身体危险的情况下依然使用。

4. 即使导致社会及人际关系出现问题，也仍在继续使用。

5. 无法履行工作、学校或家庭义务。

6. 比原先服用的剂量更多，持续服用的时间更长。

7. 希望停止或控制该物质的使用频率。

8. 花费大量的时间去获取并使用该物质。

9. 在身体及精神方面出问题的情况下仍在继续使用。

10. 因物质使用而放弃或减少重要的社交、职业或娱乐活动。

11. 迫切渴望使用该物质。[1]

成瘾不仅会导致一个人行为发生变化，也会导致其大脑发生改变。多巴胺是一种神经递质，会对愉悦的体验（如吃某些食物、性行为或使用药物和酒精）做出反应。多巴胺在大脑的奖励系统区域中发挥着重要作用，当多巴胺分泌时，我们才能体验到快乐，也就是说，多巴胺才是快乐的源泉。一旦对某种物质成瘾，即意味着大脑奖赏系统出了问题。成瘾后，大脑的多巴胺的反应机制出了故障，它对奖励系统不是反应过度就是反应迟钝，结果就是，成瘾者不断寻求刺激试图获得奖励，这导致他们过度沉迷于某种物质或活动。他们总在"追求快感"，想从药物中得到它，殊不知他们永远都无法真正得到它。

不可思议的是，令人成瘾的奖励系统与我们摄入食物时激活的奖励系统相同。我们没有单独的可卡因系统、酒精系统，更没有纸杯蛋糕系统，它们都属于一个系统，即奖励系统。大脑不知道我们是在吸食海洛

1　原文漏掉了此条，这里的第 11 条为译者查阅 https://www.appi.org/products/dsm 后补充。——编者注

因还是在吃蛋糕，这就是为什么很多食物，特别是那些添加了大量糖的精加工食品，可能会让人上瘾，因为它们会像成瘾药物一样影响人的大脑。

在深入展开叙述糖影响大脑的神经机制之前，先来回顾一下我之前提到的关于我们在实验室证明"糖成瘾"是否存在的初始研究。

"糖成瘾"的特征

我们最初是使用动物模型来研究"糖成瘾"的问题，使用的实验对象主要是大鼠和小鼠，因为它们的大脑系统和神经回路与人类相似。此外，老鼠们也不在乎自己的体形。这意味着，通过研究啮齿动物，我们可以打造一个不受干扰的客观环境，减少包括自尊心、环境、媒体或文化等外部因素的影响。因此，对于了解大脑对某些刺激尤其是食物刺激的反应，大鼠确实是个理想模型。

为了评估是否存在"糖成瘾"的问题，我们分析了老鼠是否出现了成瘾症状，比如暴饮暴食、戒断反应和对食物的迫切渴求等。暴饮暴食是指在一段时间没吃到某种物质，在下次一次性摄入大量该物质的现象；戒断反应是指当某种物质不再可用时，个体出现的消极情绪或焦虑行为；迫切渴求是指在戒断某物质一段时间后，获取物质的动力急剧增强。

在我们设计的模型中，大鼠被禁食十二个小时，然后被允许在接下来的十二个小时内摄取含糖溶液、水以及饲料（这是帮助维持大鼠健康的食物，有点像狗粮，但却是给啮齿动物吃的）。之所以选择每天进食十二个小时，是因为我们想看到大鼠在获得糖时暴饮暴食，但我们也想确保在它清醒的大部分时间内都可以获得糖（考虑到在没有糖的大部分时间里，它们会处于睡眠状态）。我们还设置了对照组，以便了解不同糖摄入量对行为的不同影响。我们设计了另外两组作为对照组，一组可以随时喝糖水、水和进食，还有一组每天只能在 12 小时内摄取食物和水（以控制其受日常进食的影响，即使是健康食物也可能产生的影响）。

在为期一个月不同饮食模式的喂养后，我们进行了几个不同的实验，开始系统地寻找成瘾迹象。在一次接一次的研究后，我们注意到了一个非常有趣的现象：那些可以暴食糖的老鼠正在大量摄入糖，还表现出了其他成瘾迹象，如它们每天都在增加糖摄入量（耐受性）；当我们几天没有向它们供应糖时，它们表现出了戒断反应；它们似乎也在迫切渴望糖分的摄入。最后，它们的大脑发生了变化——当我们观察它们的神经递质时，它们的大脑看起来像是对药物上瘾的状态。

当我们的前几项研究发表在相关学术期刊后，围绕"糖成瘾"的研究迅速扩大，越来越多的科学家和临床研究人员开始思考糖和其他食物的成瘾性，这成为一个新的研究领域。重要的是，在我们启用啮齿动物研究的几年后，第一个关于食物成瘾的临床特征出现了。食物成瘾的评定首次出现在耶鲁食物成瘾量表（YFAS）中，该量表改编自美国精神病学协会对物质使用障碍的诊断标准，以反映对某些食物的成瘾反应。通过这个量表，许多人被检测出存在食物成瘾的问题。另外，体重增加、暴饮暴食病史等因素，也增加了判定一个人符合食物成瘾标准的可能性。最后，相信你肯定也猜到了，让许多人对食物上瘾的共同点——就是添加糖。

让我们深入了解一下关于成瘾的特征：暴饮暴食、戒断反应和迫切渴求。我们将在第四章开始扭转这个局面，以减少你对添加糖的依赖。关于"糖成瘾"有大量研究，我不可能在此——穷尽。因此，在本章节中，我将重点介绍一些关键内容，其他相关研究可参阅参考文献。

糖的暴食及耐受

暴饮暴食（摄入超过预期的量）和耐受是成瘾的两个标准。我们在早期的动物模型中看到，若给大鼠喂食糖，它们就会暴饮暴食，而且摄入量一天比一天多，这表明它们对糖产生了耐受性。临床研究表明，人类也会暴食，尤其是对甜食。许多关于暴饮暴食的研究都将这种行为视为进食障碍的标准之一（《精神障碍诊断与统计手册》的最新版本中已经收录了暴饮暴食的进食障碍）。然而，引发暴食的因素其实非常复杂，即使不符合进食障碍的诊断标准，个体也可能出现暴饮暴食的行为，事实上，5%的美国成年人经常会暴饮暴食。此外，研究表明，在一些特定情况下，比如感受到压力的情境下，人更容易暴饮暴食。在暴食期间，人可能会感到快乐和满足，但这种感觉转瞬即逝，随之而来的是内疚和羞耻感；随着时间的推移，反复暴饮暴食会使体重不断波动，引发抑郁、焦虑情绪，甚至还会滥用其他物质，如药物和酒精。

那为什么人们会陷入对糖暴饮暴食的恶性循环而无法挣脱呢？简单来说，这是因为对糖产生了耐受性。耐受性是人对某种刺激的反应达到了一个阈值。多年来一直暴饮暴食的人，生理上需要更多的糖才能感受到预期的快乐，可问题在于，他们永远无法达到预期，正如药物成瘾者一样，他们实际上是在追逐一种无法实现的"糖高潮"。尽管我们的理性脑知道这一点，但原始脑的部分却占据了上风，导致人们可以在没有任何真正奖励的情况下继续暴食，更糟糕的是，反复暴食可能会引发戒断反应，这是成瘾的另一个迹象。

成瘾与饮食失调有联系吗？

暴饮暴食是一种进食障碍，暴食的主要对象通常是糖。其他进食障碍，比如贪食症和厌食症，也可能涉及对食物的成瘾。然而，大多数医生却不愿把进食障碍当作成瘾症来治疗，这是为什么呢？主要是因为传统的进食障碍治疗模式侧重于一个原则，即食物没有"好坏之分"，患者应该学会"适度享用所有食物"。我并不赞同将其作为一种普遍治疗策略，原因有二：首先，让许多人上瘾的问题食物是经高度加工的工业产物，并不是"食物"，而厂商制造这些食品的初衷就是希望人们上瘾；其次，为什么要让人去适度享用垃圾食品？难道不是避开这些垃圾食品才能改善健康状况吗？难道对健康饮食有执念的人也会在治疗中被要求限制其健康食物的摄入吗？在此我想强调一点，健康饮食是一种生活方式，但不是盲目限制进食以至于营养不良，而是基于科学文献和实证研究改善大家的营养状况。

糖的戒断反应

戒断反应是判定成瘾的另一项标准。处于戒断状态时，一个人可能表现出的行为会因药物类型和使用时间长短而异。例如，如果有人患有严重的酒精成瘾症，当他们戒酒后，他们可能会出现癫痫发作，这就是此类戒酒需要在医学监督下进行的原因。而对尼古丁极度上瘾的情况就没那么糟糕，戒烟一般还不需要住院治疗，但它的戒断反应也可能以烦躁、渴望、恶心或焦虑的形式表现出来。

但凡经历过节食，想必都非常了解戒糖的身体反应。如果你长期食用加工食品和大量添加糖，而你突然做出改变（比如在新年时，很多人立志要开始健康饮食），你可能会在几天内感觉状态不错，但某一瞬间就突然崩溃，烦躁、焦虑、倦怠和头痛等症状随之而来。许多人误将这些感觉归因于血糖下降，应对这些负面感受的方法就是吃些含糖的食物，但这样做就陷入了反复节食的恶性循环。实际上，烦躁、倦怠、头痛和其他症状是大脑在应对一直没有糖供给的方式，这就是糖戒断反应。

多年来，有关糖戒断反应的报道往往以个人经历为主，但现在我们能看到更多的科学证据。在我早期研究阶段，有一天下午我在实验室，突然灵光乍现，产生了研究糖戒断反应的想法。我想看看如果让实验室里的大鼠戒糖几日，它们是否会出现戒断反应。通常实验室的大鼠都非常温顺友好，你可以把它们抱起来摸摸，然而，让它们戒糖两天后，一切都变了。当我进入动物室去称大鼠的体重并测量食物的摄入量时，我抱起的第一只大鼠咬了我！这很不正常，于是我让这个小家伙独自待着，然后继续下一个，结果这一只也表现得很烦躁，当我试图抱起它时，它尖叫起来。这绝不是它们的日常所为！事实证明，它们出现了糖戒断反应。顺便解释一下，我们从未发表过被咬事件，但几年后另一组研究人员发表了关于此类行为的论文，并指出产生烦躁情绪正是糖戒断反应的一个迹象。

很多研究都证实了糖戒断反应的存在。我们在大鼠实验中首次观察到了糖戒断反应。当我们停止向一群一直暴饮暴食的大鼠提供糖分后，仅仅过去了二十四小时，它们就表现出了烦躁和负面情绪的迹象——牙齿咯咯作响、身体颤抖以及摇头晃脑。在其他研究中，大鼠们表现得极度焦虑，还有抑郁或冲动的迹象。

临床研究表明，食用含有大量糖分的精加工食品的人也可能出现戒断症状。在一项评估食物成瘾人群中出现戒断症状的报告中，有近 55% 的人出现了戒断反应（这种情况也出现在儿童和青少年中，当试图减少精加工食品的摄入时，他们中有 56% 的人出现了类似的戒断反应）。此外，那些通过节食减少精加工碳水化合物（即糖分）摄入的人也会出现头痛或疲劳等戒断症状，这与戒掉药物成瘾的过程很相似。在尝试减少精加工食品的摄入期间，第二天至第五天的反应最为强烈。

总的来说，这些发现表明，对含糖食品出现戒断反应是可能的。但请别担心，我们将在第五章继续讨论糖的戒断问题，并为你提供一些实用的应对方法。

对糖的渴望

这里的"渴望"是指强烈地想要吃到某种食物。渴望是食欲产生过程的一环，有这种感觉再正常不过了。在许多情况下，它是一种信号，告诉我们需要补充能量了，或是缺乏某种营养素了。例如，如果你晚餐想吃牛肉汉堡，可能是因为你缺铁了（牛肉中富含铁以及其他营养素，如果你过去一直在吃牛肉，那么你的身体已经在它与营养素之间建立起了连接）。渴望能适应不同的环境，对人体有保护作用。

然而，许多人的渴望是病态的，并不是出于对热量或营养素的需求。他们越不该吃糖，就会越想吃糖。这些渴望是出于享乐的假性饥饿，或者说是想通过吃到某种食物来获得愉悦感。从神经科学的角度来看，糖是满足享乐性需求的完美食物。

这种渴望常常会导致你越想戒掉某种食物，就越馋这种食物。放在毒品和酒精身上，这种渴望就会导致复发，戒糖也是如此。虽然你试图避开它，但如果你对糖的渴望太过强烈，仅凭意志力不足以克服它。而不幸的是，你可能不会渴望像羽衣甘蓝这样的低热量食物，而更倾向于像巧克力蛋糕或糖果这样高热量、甜味的食物。人们通常不会渴望单调无味的食物，而是更偏爱非常美味的食物，有时你可能不是渴望一种特定的食物，而是各种糖果或任何含糖的食物。请记住，对食物的渴望可以是整类食物，也可以是随便一种食物。渴望的原因也不尽相同，一个主要原因是我们每天都会受到食物信号的干扰，当你打开电视或在高速公路开车时，你到处都可以看到高糖食品的广告；如果你住在大城市，快餐店遍布各个街道；各种广告、促销宣传册、食物本身的气味都是各种信号，以上这些因素均被证明会增加食欲。

除了不可避免的来自外部环境的食物信号，你还需要跟身体内部滋生的食物信号做斗争。压力、激素变化、思维和情绪都可能引发你对食物的渴望。在研究中，渴望可以通过让人们简单地填写问卷的方式来进行衡量；但是，强烈的渴望也可以通过生理反应来衡量。当你想到最喜欢的巧克力布朗尼时，你的心率可能会升高，口水也会开始分泌。仅仅是看到巧克力的图片就会引发你对巧克力的主观渴望，你的大脑反应也会随之增强。

正如之前提到的，不是所有对食物的渴望都是偶尔想吃块糖那么简单。如果渴望持续存在且始终难以抗拒，就容易导致不良的饮食行为，譬如对甜食和某些碳水化合物的渴望。最近的一项研究发现，类似成瘾症的饮食行为和暴饮暴食，在一定程度上就是受到了对甜食和其他碳水化合物的渴望的影响，这表明对含糖食物的渴望可能导致病态的饮食模式。

对某种物质的渴望也会随着你戒除的时间的变长而加剧，这种现象在像海洛因这样致命的毒品以及糖中都能看到。当给啮齿动物不限量地提供糖和海洛因，然后迫使其戒除时，它们对毒品和糖的寻求行为会加剧。不幸的是，随着时间的推移，戒糖可能会变得越来越难，特别是当你生活在一个充斥着美味食物的环境中时。也许你一天中的大部分时间都没有打算吃甜点，但自从午餐时间散步经过烘焙店后，你就一直对饼干念念不忘。一项分析了 45 篇研究论文的大型综述，从超过 3,000 名参与者的数据中分析得出：看到食物，随后对食物产生渴望，对饮食行为有着显著影响。不过这一点你可以用来自我安慰——看到烘焙店橱窗里的一盘饼干就忍不住想吃的人不止你一个。

然而，这种情况发生得太频繁也会带来问题。对糖的渴望往往会致使人随后摄入糖分，这可能在不知不觉中导致体重增加，同时也会影响我们大脑对甜食的反应。一项研究发现，与体重稳定的女性相比，在六个月内体重有所增加的女性，她们在喝到奶茶饮料时大脑中与奖励相关通路的敏感性较低。这项研究支持了体重增加可能导致对甜食反应减弱的观点，即大脑需要更多的甜食才能获得与过去相同的快感。因此，我们可以这样认为，体重稳定的女性只需要一块蛋糕就能产生的快乐，那些长胖的女生可能需要两块。在奶茶饮料测试中，激活度较低的大脑区域不仅与奖励有关，还与渴望有关。

另一项研究发现，肥胖人士和食物成瘾者在看到美味的食物图片时，大脑中与食欲相关的区域会比非成瘾者反应更强烈；而在看到天然的低加工食物时，则反应较弱。

综合来说，食物本身及食物信号都会影响大脑奖励区域的反应，从而让我们对食物产生更多的渴望。体重水平、体重的增长、长时间节食、饮食环境和食物信号都在影响大脑奖励区域对糖和渴望的反应，让问题趋于多元复杂。但好在这个领域的研究还在持续进行中。

糖 VS 可卡因

还有研究比较了糖与可卡因等毒品的成瘾性。当让大鼠选择喝糖水还是静脉注射可卡因时，有94%的大鼠选择喝糖水，而非可卡因，可见糖可能比可卡因更易上瘾。

和戒断反应一样，渴望也是真实存在的，尤其是对于掺了满满添加糖的食物而言，这种渴望是突然且强烈的。如果你一直很渴望糖，无法减少糖的摄入，也不要担心，我们将在第五章再次回到这个话题，并给你一些实用的建议，我会告诉你该如何处理这种渴望，以及如何将它们扼杀在摇篮里。

暴饮暴食、戒断反应、焦虑、抑郁和迫切的渴望，这些反应不仅限于毒品成瘾，现在也发生在糖成瘾者身上。成瘾是一个恶性循环，行为之间可以相互强化，焦虑会导致渴望，进而导致疯狂进食，之后又陷入抑郁，以此类推。这些行为并不是自发产生的，它们是大脑作用的结果，也是大脑发生改变的原因。成瘾大脑与非成瘾大脑的行为模式截然不同。还记得本章开头的那则老广告吗？"这就是吸毒对大脑的影响"，朋友们，这也是糖对大脑的影响。现在，让我们来看看糖是如何扰乱你的大脑的。

成瘾的大脑

多巴胺是我们大脑中重要的神经递质，它的功能很多，其中之一便是在奖励机制中发挥重要作用。当人滥用药物、吸烟、喝酒或吸食海洛因时，大脑的奖励区域就会分泌多巴胺。当这种情况频繁发生时，大脑就会经历特殊变化，使人们对药物等产生强烈渴望，从而发展成极其难以摆脱的成瘾的恶性循环。

说到多巴胺，人们往往会想到成瘾，但其实，成瘾是一种极端的强化形式。多巴胺在奖励和强化行为中还扮演着积极的角色。当我们践行有益的行为时，大脑依然可以启动奖励系统，分泌多巴胺，从而帮助我们养成好习惯。食物是生存的必需品，所以吃东西有其意义所在，特别是在饥饿时，我们需要食物来满足基本的生存需求，因此大脑会让我们在饥饿时寻找并摄取食物。然而，大脑对待食物的反应与对待毒品和酒精的反应不同。通常情况下，当吃到陌生的食物时，大脑会分泌多巴胺。多巴胺的分泌与人类的原始本能有关，在原始时代，生存环境恶劣，食物十分稀缺，身体会驱使人类尽可能地寻找和摄取食物，然而，原始人类发现并非所有食物都是安全的，因此，为了提高对新食物的警觉，大脑会分泌多巴胺，来提醒他们这是一种全新的东西，食用时要注意它的味道以防中毒。

这种遇到新食物会分泌多巴胺的反应至今仍旧非常明显。不过随着食物的可得性和可食用性早已不成问题，大脑对食物的多巴胺反应会相应减少。

因此，当面对新的、不健康的饮食行为时，比如尝试新的食物，才应该分泌多巴胺。这就是最初多巴胺反应在食物和毒品之间的区别：进食时，多巴胺只在特定情况下分泌，并随着时间的推移而减少；而使用毒品时，多巴胺每次都会分泌。

这就是添加糖和精加工食品的问题所在，当摄入过量时，大脑释放多巴胺的机制就像你在使用毒品一样。

糖对大脑的影响

我们早期对吃糖成瘾的大鼠大脑的研究揭示了一些关键信息：它们的大脑看起来就像是对毒品上瘾一样，但它们唯一能接触到的物质就是糖。正如我上面提到的，与奖励有关的大脑区域分泌多巴胺是毒品作用的标志，而在进食时，通常只有遇到新食物时大脑才会分泌多巴胺。但当我们观察"糖成瘾"大鼠们的大脑时，我们发现它们每次喝糖水时都会分泌多巴胺，即使喝了很多次之后也是如此，就像面对毒品时的反应，与摄取普通食物的反应完全不同。而且，在那些只偶尔摄入糖的对照组大鼠身上，并没有看到多巴胺的反复分泌，这说明它们的大脑把糖视作普通食物，虽然首次吃糖时会分泌多巴胺，但在适应之后，多巴胺的分泌就会减少。

接下来，我们想看看在戒糖期间是否会出现相反的结果。许多研究表明，在戒除毒品（如可卡因、尼古丁和吗啡）期间，多巴胺水平会下降。当我们从嗜糖大鼠身边拿走糖时，情况正是如此。这也在一定程度上解释了大鼠为什么会出现焦虑和抑郁等戒断相关行为。

不过，多巴胺并不是唯一参与这一过程的神经递质。身体中有一个"内源性阿片肽系统"（endogenous opioid system），它常常在愉悦反应中发挥作用，同时有助于减少疼痛感。当你受伤时，大脑会分泌阿片类物质来帮助你舒缓疼痛。正是出于这个原因，阿片类药物（如海洛因和吗啡）极易上瘾。研究表明，当一个人对糖上瘾时，内源性阿片类物质也会发生变化，就像一个人对阿片类药物上瘾一样。

这种由于摄入过量糖而改变大脑结构和功能的情况，也反映在许多不同的人体研究中，通过脑部扫描技术，我们已经了解了人类大脑在"想到糖、期待糖、吃到糖"时分别会有什么反应。

功能性磁共振成像（fMRI）和正电子发射断层扫描（PET）是两种观察大脑功能的方法，均对人无痛且无创。fMRI 可以测量脑部的血流情况，从而确定哪个脑部区域被激活；PET 与之类似，不过它是利用神经递质的活动来确定被激活的脑区。

在一项 fMRI 研究中，食物成瘾分数高的人在期待食物的时候，大脑前扣带皮层的激活增加了，这与吸烟者受到香烟信号的刺激（如看到香烟图片）时所激活的脑部区域相同。此外，PET 也发现肥胖者的多巴胺受体的可用性较低，这种现象也出现在药物成瘾者身上。这一发现可以通过一个被称为"奖赏缺陷综合征"（the reward deficiency syndrome）的理论来解释，该理论认为这些个体的奖励系统功能低下，因此必须靠过度参与如进食这类的奖励性活动才能获得与正常人相同的快感。

此外，不同的食物已被证实能刺激大脑的不同区域。在一项研究中发现，相较于摄入蔬菜等食物，大脑中与调节成瘾行为相关的区域在摄入高糖食品后反应大大增强。因此我们认为，高糖食品似乎可以改变大脑，激发饥饿感和食欲，长期下来就可能导致成瘾。

铺天盖地的美食信息

先把大脑对高糖食品的反应放在一边，我们来看看生活中无所不在的信息干扰。除了食品区充斥着高糖食品外，还有各种美食信息在不断引导人们消费它们。从网页中的广告弹窗，到街边的食品店，到处都充斥着各式各样的美食资讯，我们不知不觉就摄入过量了。你可能不知道的是，即使是与食物相关的信息都可以"劫持"你的大脑，促使你更想吃糖。

我们首先在实验室的老鼠身上进行了这项研究。我们训练大鼠通过按动一个闸门来喝到糖水，闸门上方有一个灯泡，每当灯泡亮起，按下闸门就可以得到糖水，如果灯泡熄灭，就没有糖水。我们想让大鼠把灯泡亮起视作一个与糖水相关的环境信息。大鼠非常聪明，很快就学会了这一点。

建立了这种关联之后，我们会让大鼠至少在三十天内无法接触糖和相关信息，之后再次测量它们的反应速度。我们发现，当大鼠对糖上瘾时，它们会更愿意按动闸门来获取糖，它们愿意付出更多努力，即使只是为了获得与糖相关的信息。其他研究人员也设计了类似的实验，设定了与成瘾物质（糖）相关的环境信息，结果发现，老鼠在面对环境信息时反应更快，特别是在长时间未摄入该物质之后。虽然目前的实验对象是老鼠，但结果也适用于人类。如果老鼠看到灯泡亮起（曾经对它们来说表示有糖水可喝）就想要喝糖水，那么当你看到最喜欢的甜点广告，或者途经冰激凌店或咖啡店时，你的大脑会怎样？

老鼠在对糖的表现上也带有"抗拒失去"（resistant to response extinction）的特征，这是一个心理学术语，指老鼠不接受没有糖的事实。即使灯泡熄灭（意味着没有糖水），"糖成瘾"的老鼠也会跑过去按动闸门，它们太渴望糖了，即使知道没有糖，仍然会选择试一试。这是不是听着有点似曾相识？你是否也曾经打开冰箱门，然后茫然地凝视着空空如也的冰箱？

临床研究也证实了食物相关信息的作用。在一项针对小学生和成人的实验中，研究人员让受试者观看电视上的食品广告，他们想要看看这些诱人的广告是否会影响儿童的饮食偏好，是否会在每次看到广告后就不自觉地吃很多。研究发现，当电视上出现诱导购买或食用特定的食物的信息时，孩子们更有可能尝试并爱上这种食物。科学家发现，当我们在执行其他任务，比如工作或打扫房子时，大脑也会下意识地对食品广告做出反应。在一项研究中，那些学业负担较重的脑力工作者在听到或看到电视广告时，选择不健康食物的可能性增加了43%。因此，不仅看到不健康食品的广告会导致我们吃下很多垃圾食品，甚至当我们在没有刻意关注内容的情况下听到广告，大脑的部分通路也会被激活从而告诉我们要吃这种东西！大脑像被设定了对这些食物的渴望，当这种渴望变得异常强烈时，糖瘾就会逐渐形成。想想现在，我们的注意力是多么分散，被智能手机控制着生活节奏，人们也逐渐习惯于多线作业，难怪我们会吃下这么多糖。

不幸的是，通过食物信息（新品牌汽水或棒棒糖广告）的刺激，高糖饮食会导致渴望和暴饮暴食的恶性循环。研究表明，高糖饮食者在接触到与食物相关的信息时，大脑中与奖励和决策相关的区域会反应更强烈，与此同时，血液中负责饱腹感的蛋白质水平降低了。这意味着，仅仅一个食物广告就会激活大脑的奖赏途径（甜饮料和甜食），引发强烈的食欲。这种模式的持续时间越长，打破它就越困难。

　　本章的信息量很大，但我希望在看到这么多研究支持"糖会让人上瘾"后，你能真正相信这个事实。接下来，我们将利用这些信息，通过心理学和神经科学的知识来战胜糖瘾。

第四章

打破对糖的依赖

摆脱"糖成瘾"的三大原则

充满乐趣的戒糖之旅就要开始了。

此时你可能有些担心，因为你以前可能试过戒糖，但效果不佳。又或者你戒糖成功了，但没过多久，又回到了原点。但这次我们会介绍一种新的方法，所以不会发生这种情况。

我将告诉你如何逆转对饮食的心态。你不用再利用食物来安抚或奖励自己，不用再成为现代食品环境的受害者。我将告诉你如何摆脱现状，让食物发挥它原本的效能：为身体提供燃料。

我来打个比方，当你去加油站给汽车加油时，如果汽车使用的是汽油，你会加入柴油吗？不会！又或者这是一辆新能源电车，你会给它加燃料，而不是充电吗？不会！为什么？因为那样的话你的汽车将无法正常运转，而且还可能弄坏引擎并带来一系列问题（更不用说产生不必要的费用了）。即使柴油价格再便宜，也不必排队加油，看起来更方便，你也不会选柴油，因为它根本不适配。

食物也是一样的，你不能用那些不适配的东西来填满你体内的油箱，即使富含糖分的加工食品价格更便宜、购买更便捷；但从长远来看，它们对你的健康造成的损害也更大。回想一下第一章，回顾一下所有由糖引起的身体、认知和心理健康问题；再回想一下第三章，糖是如何挟持你的奖励系统，导致我们欲求不满。要知道，糖只会对你有害。知道这些后，你就可以采取行动了。

我将教你七个简单的步骤来摆脱"糖成瘾"，但在此之前，我们要先了解一些基本原则。

原则一：不要急于求成

想快刀斩乱麻的心态在这里可行不通。实际上，正是这种心态才导致你深陷此刻的困境。每个人都希望收获立竿见影的效果，但在摆脱糖瘾这件事上，我们需要从长计议。这意味着你要调整自己的预期，不要想着立刻见到成效。如果你做好了打持久战的准备，希望你能明白，此时此刻你做的每一件事都会影响你未来的饮食行为以及对待食物的态度，随着时间的推移，量变会产生质变，要想实现长久且彻底的改变是需要时间的。就像养成吃糖的坏习惯（比如把糖作为情绪安抚剂）需要时间一样，养成更健康的习惯也需要时间，要对自己有耐心。

原则二：一次失误不是放弃的借口

千万不要放弃。不要说"明天"或"下周"再重新开始。即使你发现自己吃了一些让自己后悔的东西，或者因为来自工作或家庭的压力，吃光了一大盒冰激凌，也不意味着你的努力将付诸东流。我们经常将一些小错误作为放弃的借口。请不要这样！我想告诉你的是，犯错也是一个学习的过程，利用这个机会，找出你想吃垃圾食品背后的原因，这样在将来遇到类似的情况时，你就能更好地应对。相信我，犯错是最好的学习方式。

原则三：成功之路是曲折的

人类似乎总倾向于把生活中的一切都看作一个线性发展过程。譬如"攀登阶梯""取得进步""取得突破"等，人们以为进步和成功通常是一个直线攀升过程，但事实并非如此。生活充满了迂回和岔路，最成功（和最快乐）的人是那些发现自己偏离轨道后，还能重回正途，继续前行的人。虽然有时会退步，但没关系，暂时从成功的阶梯上退一步，喘口气，重新调整一下不是很好吗，难道要完全跌落谷底再重新开始吗？或者换个角度思考：如果你跑了五英里[1]马拉松后发现鞋带松开了，你会停下来系鞋带保证安全地跑完全程，还是会忽略它，冒着摔倒受伤不得不退赛的风险继续跑？

对于许多人来说，在调整饮食目标时，接受"欲速则不达"这件事可能很难，因为人们往往会将暂时的瓶颈或是从头再来视为失败，但事实并非如此！当你止步不前时，只要你意识到这一点，及时止损，通过调整方向继续坚持下来，那么你就一定会成功。随着我们逐步拆解，我会给出更多例子，但现在，请想象自己正在下棋，有时你可能需要改变走棋方式，但这也是一种游戏策略。

1　约 8 千米。——编者注

仅需七步就能轻松戒糖

　　许多健康饮食计划之所以不奏效，一个主要原因便是它们确实很难执行。它们通常会明确地指出要做什么，却没有告诉你该怎么做。这不免会让你陷入痛苦和迷茫。因此，在这里，我将通过一系列简单易行的具体步骤来重塑你的饮食习惯，这样你就不会背负巨大的压力了。

第一步：承认你对糖上瘾

　　此时，你可能已经意识到，你的强迫症、食欲和过去戒糖失败并不是因为你缺乏意志力或自制力。或者你可能已经发现，你的饮食行为和习惯或许预示了你对糖上瘾。你是否准备好了承认这一点？

　　摆脱糖的第一步是承认你对糖上瘾。有人可能觉得这一步很简单，因为他们很早以前就知道了，或者他们意识到自己已经对糖上瘾有一段时间了，但并未如此界定自己与糖的关系。还有人因为已经读过本书的前几章，对上瘾有了更多的了解，也知道了"糖成瘾"是切实存在的，所以意识到自己符合"糖成瘾"的特征。再或者，你拒不相信自己对糖上瘾，还需要一些更残酷、确凿的证据才能说服你。

　　无论你是哪种情况，都请你进行这个测验（见第241—242页），查看你的得分。很可能，你对糖有一定程度的"成瘾"。即使你的测验结果不符合成瘾的标准，你也仍然可能面临风险。因为我们每个人都会面临这种风险，我们生来就会被糖吸引，现代食品产业和食品环境已经将曾经保证我们安全的生存本能，变成了假如不重新调节就会慢慢残害我们的"本能"。

该阶段用时：测验大约需要十分钟。不过对有些人来说，可能一时半会难以接受自己"对糖上瘾"的事实。因为长时间以来，社会一直在污名化"上瘾"，尽管现在情况有所好转，大多数人（但不是所有人）都意识到上瘾不是道德问题，而是一种生物学机制，它会导致大脑发生变化，并引发上瘾行为。此外，很长一段时间里，上瘾都和毒品、酒精、赌博等事物联系在一起，但你可能还记得第三章的内容，现在有很多证据表明我们也可以对糖上瘾。

在你完成测验后，我希望你花点时间思考一下结果，思索测验中的问题，它们与你目前的饮食状况以及你与食物关系的吻合度。我非常鼓励你在接下来的几天里好好想想将糖视为一种有害的成瘾物质到底意味着什么。如果你已经下定决心要踏上这趟并不轻松的改变之旅，那么，拥有正确的心态并使用我将教给你的工具，你就能获得成功。

第二步：检视自己摄入了多少糖

摆脱糖瘾的下一步是弄清楚所有糖都来自何处。正如第二章讨论的那样，这部分可能会有些棘手，原因是：糖可以明目张胆地隐藏在任何食物之中。它非常隐晦，甚至在营养成分标签上都无迹可寻，并且经常被添加到所谓的"健康食品"中。糖还会在你意想不到的食物中出现：谁会想到一块普通的英式松饼中也含有添加糖呢？

通过第二章介绍的内容，你可以查看手边的食品，看看哪些是导致你"糖成瘾"的原因。除了显而易见的甜食外，糖还可用作许多食品的防腐剂。糖能延长食物的保质期，而且要价低廉，因此颇受制造商的青睐。但不要被添加糖的把戏愚弄了，即使是防腐剂，它们仍然是糖。一个很好的例子是调味品，许多调味品包括番茄酱、蛋黄酱和沙拉酱，可能尝起来不甜，但里面却含有大量糖（不要担心，调味品还是能吃的——请查看第211—215页的美味食谱，里面列举了不含糖的调味品）。适量食用这些调味品并不会让身体摄入很多糖，但实际上，没有人只在一顿饭中加两汤匙番茄酱，因此在戒除糖瘾时，这可能会成为一个重要的考量因素。

查看食品成分表就能找到添加糖的信息。但不要忘记，导致"糖成瘾"的不仅是添加糖，还有其他替代甜味剂。如果你想重温这部分内容，请翻回第二章。

清点你的食品库存。首先，你需要全面检查一下家里有什么食物。仔细检查你的冰箱，并记下现有食物。（不妨借此机会做一次深度的冰箱大扫除，扔掉保鲜盒里不知道存放了多久的食品。）整理一下冰箱的所有存货，并清洁冰箱内部。扔掉任何过期或者你不想再吃的食物，然后记下剩余的每一样食品（品牌也要记下），记录每样食品中含多少添加糖和替代甜味剂。附录中有模板（见第238页），你可以按照这个格式来记录这些信息。等等，先不要扔掉含有添加糖或替代甜味剂的食品……这个稍后再说。接着，把所有东西再放回冰箱。

接下来，按照这个流程来检查你的食品储物柜。

完成这项任务后，来盘点一下哪些物品添加了糖，然后将它们标注出来，稍后我们将用不含糖的食物替换掉它们。

记录三天的饮食。这样做是为了让你意识到饮食中糖的来源。你可以使用我附录中创建的模板，或者任何饮食记录App，只要该App可以看到食物中有多少添加糖即可。据我所知，目前很少有App可以追踪所有甜味剂，所以你得自己完成这部分的内容。

在记录饮食的过程中要诚实，把当天吃的食物全都记录下来，不要因为记录就刻意选择健康的食物。这个练习的目的是评估你日常都吃些什么，以及糖的摄入量。只有如实记录，我们才能通过后面的步骤进行调整，在不影响你饮食喜好的基础上，减少糖的摄入量。

外出就餐。大多数人都有自己经常光顾的餐厅，也有自己的必点菜品。每个人外出就餐或点外卖的频率也不尽相同，可以根据自己的情况做记录（见 240 页的表格）。对于非自己亲手准备的食物，要弄清楚其中添加了多少糖可能很难，但你可以参考下文关于常见餐食的成分分析。

外出就餐请注意！

你最喜爱的外卖食物中可能隐藏着大量糖。

比萨：即使是小店的私房比萨也可能在面团和酱汁中添加糖！相较之下，不妨找一家健康的比萨店，选择用花椰菜做的饼底，上面撒橄榄油、蔬菜和少许马苏里拉芝士。如果你是和朋友们一起，没办法选择特定的餐厅，那就点意大利比萨吧，它没放番茄酱，能减少一些添加糖的摄入。

寿司：寿司店常常会在酱汁和米饭中添加糖。吃寿司时，用山葵或姜和原味酱油，避免吃任何有特制酱汁的寿司卷。例如，鳗鱼酱（也称为烤鳗鱼酱、烤鳗鱼汁或照烧酱）是由清酒、味淋、糖和酱油调制而成的。你还可以尝试无米寿司卷——大多数寿司店都会提供好几种选择。或者点餐时要求不要在寿司卷里放米饭。

意式料理：与比萨一样，很多意式料理的酱汁中会含有添加糖，比如罗勒酱、奶油酱和伏特加酱。你可以在点餐前直接询问服务员酱汁中是否含糖，健康的选择是点一份意大利烤面包，然后配菜吃。

汉堡店：尽管鲜嫩多汁的汉堡肉饼中可能不含添加糖，但汉堡的面包坯很可能含有大量糖。不过这个问题很好处理，直接拿掉面包坯，点一份生菜来包裹内馅就可以。此外，也要注意馅料中的烧烤酱和番茄酱，多加蔬菜或牛油果吧。

果昔碗：果昔碗和巴西莓碗中确实放了天然水果，但通常还会放很多糖，比如富含糖分的龙舌兰糖浆、巧克力、榛子酱、花生酱和燕麦片。在点果昔碗时，可以选择杏仁、奇亚籽、新鲜水果和核桃作为配料。

早餐店：也许你不会意外早餐店的食物通常糖分爆表，但还是要强调一下。早餐店中菜品繁多，美式松饼、华夫饼、法式吐司、糕点、肉桂卷、英式松饼和各种面包——都含有大量糖分。在点餐时，最好选择蛋类和新鲜水果（牛油果和浆果就是个很不错的组合）。

该阶段用时：可能需要几天时间才能检视自己到底摄入了多少糖。我建议慢慢来，花些时间记录完整，这样你才能真正了解自己日常都吃了些什么，饮食中哪些食物是糖的主要来源。有了这些信息后，你就可以避开这些食物，用更健康的替代品来取代它们。我保证，在这个阶段你会多次惊讶于原来自己经常吃的食物中竟然加了糖或甜味剂！

第三步：识别诱因

诱因可能很难找到，因为它们有很多形式。日常生活中的各种小事（也可能是大事），都会让我们把手伸向饼干。诱发因素不仅仅是事件（或者是人），有时还是某些食物，那些一旦开始就停不下嘴的食物。这些诱发食物（trigger foods）可能会导致暴饮暴食的恶性循环。这没什么好羞愧的，食品研发的目的就是为了让你吃个不停（欲了解更多关于加工食品的生产内容，可回到第二章）。诱发食物往往非常可口，含有大量糖和脂肪，比如冰激凌、曲奇饼、薄脆饼干……并会根据个人口味而有所不同。

诱发因素有个共性，即当我们情绪低落时，它们会更容易影响到我们。这一点很重要，尤其是当你刚开始踏上戒糖旅程时，可能会经历戒断反应（别担心，我会在下一章介绍应对之法）。但现在请注意，当你心情不好、情绪低落，或者正在经历戒断反应带来的身心不适时，不要让诱发因素占上风。

诱发因素让人防不胜防的一点是，它们并不都是消极的事情，生活中的美好事物也会成为诱使我们吃下垃圾食品的原因。当事情不如意时，我们会用食物来安抚自己；当事情顺利时，我们也会用食物来庆功。

让我们来看看一些常见的诱发进食的因素吧。我将在第五章和第六章中更详细地介绍这些内容，并帮助你制订计划来应对这些诱发因素，在此，你得先意识到是哪些事件（或是人）会让你想吃甜食。

压力。每个人都会在日常生活中背负一定程度的压力，这并不总是坏事。适度的压力可以激励我们，激发我们的动力和创造力。为了避免我们过于丧气十足或骄傲自负，压力会激活神经系统，提高我们的执行力，而这种行动可以转化为积极的行为习惯。例如，如果你的衣柜杂乱无章，每次你想找某件衬衫或某条皮带都无从下手，这时你就会感到有压力，而这种压力可能会激励你采取行动以消除压力源，结果就是，你会花好几个小时整理好衣柜。

但在生活中，我们往往很难化压力为动力。通常，生活中的压力来源正是每天困扰和消耗我们的东西——突然发现项目的截止日期比预期要早，或者得知新老板并不是特别喜欢我们，我们可能因此被炒掉，等等，这些情况通常会让人感觉很糟。为了应对压力带来的不悦，人们经常会无意识地把注意力转向食物，而且大多会选择甜食等加工食品。这看似是一种无害的应对机制（总比白天在家撞墙扰民或喝两杯伏特加要好，对吧？），但无意识地吃东西会加剧胃的负担，让你感觉压力比以前更重。

我们每天都在各种各样的压力中穿梭，有的人能够保持冷静，泰然自若，而有人却烦躁不安，负重不堪，之所以会出现这一差异，是因为人们看待压力的方式不同。在第六章，我将介绍如何正确评估压力源，以及如何妥善地处理它们，所以请继续关注后面的内容吧！但现在我们的目标是，回想并记录你突然想吃甜食或甜点的时候，并思考你是否会通过这种方式来排遣压力，然后回答以下问题：

想吃甜食前都发生了什么？

是否与某人产生了不快？

你是否感觉自己浑浑噩噩的，或一切都失去了控制？

一旦你确认了这些情况，你就能意识到它们的存在，这样当它们再次出现时，你就可以正确评估情况并做出合理应对。

　　奖励。我们当然可以庆祝自己的成就，特别是当它们特别具有挑战性时，承认自己取得的阶段性胜利，能提高我们的整体生活质量，同时这也是一个健康积极的习惯。然而，将庆祝成功与用美食犒劳自己联系在一起，却可能使你陷入可怕的恶性循环。这并不是说不该用一顿美味的大餐来庆祝毕业或晋升，只是我们要意识到某些食物具有成瘾性，它们就像毒品一样，会让大脑变得极度兴奋。当美食、垃圾食品总与奖励联系在一起时，我们就会对其上瘾。同时在平日里享用这些美食也会让我们产生内疚感，这很容易演变成一种恶性循环——你会给自己设置越来越低的奖励门槛，比如之前你在获得晋升后才奖励自己多吃一块蛋糕，慢慢变成你会仅仅因为一天没发脾气而奖励自己吃蛋糕。

　　如果你发现自己一直在打着奖励的幌子，来吃一些平日里避免吃的食物，那么请小心，你可能在用食物来奖励自己，这也是诱发进食的因素之一。那我们应该怎么做呢？答案很简单，但却很难执行：停下来。食物是用来给身体提供能量和营养物质的，不应该把它与生活中的成就画等号。你一直在欺骗自己，你以为你在用食物给自己加油打气，但其实你只是为自己的胡吃海塞找借口。想想其他可以奖励自己的东西或事情，下次当你取得成就时，给自己买点什么、去看场演出或音乐会，或者去海滩度假吧。无论做什么，你都需要打破奖励与吃东西之间的关联。

　　如果你发现用食物奖励自己的习惯根深蒂固，这可能是因为你从小就是如此——用食物奖励孩子是几代人的常见做法（一些儿科医生在检查完成时仍然会给小孩子发糖果）。事实上，将食物用作奖励的危险性在很大程度上来自于对儿童进行的研究。一项研究发现，儿童在没有饥饿感的情况下吃东西，常常与母亲经常用食物作为奖励的行为有关，也就是说，当孩子习惯于表现良好就获得食物奖励时，他们更有可能因为各种原因（除了饥饿）而进食。另一项研究发现，与不会获得食物奖励的孩子相比，经常获得父母食物奖励的孩子每天摄入的脂肪量、碳水化合物量和总热量都更高。

还有一些有趣的历史研究发现，将食物作为奖励或许会降低我们的整体表现。1950年，一位著名的研究者哈利·哈洛（Harry Harlow）观察到，当给予完成拼图任务的猴子食物奖励时，它们的完成度会下降，错误会增多。在一项后续研究中，当食物奖励被强行移除时，之前受到食物奖励的猴子也显示出对拼图任务的兴趣减少，这表明它们的注意力已经从活动本身转移到了奖励上。

划重点：当食物成为奖励时，我们内在的动力会减弱，我们对任务本身的兴趣也会降低，你不再关心自己能否完成任务，而是会在乎获得糖后的满足感，这会降低我们的创造力、专注力和动力。

日常习惯。我们的日程安排和日常习惯让工作和生活保持井然有序，同时确保我们能按时完成既定任务。习惯的价值不言而喻，但其中隐藏的不良习惯可能对我们有害。举个例子，假如你公司对面新开了一家面包店，有一天你进去品尝了店内的纸杯蛋糕，之后你慢慢地变成了他们的常客，这个习惯已经成为你日常生活的一部分。实际上，你大脑中的化学物质已经在这个过程中被改变了，你已经习惯于这种行为及随之而来的愉悦感。这就是日常行为习惯的问题，你可能需要对此重新进行评估，因为吃甜品的习惯可能会让你对糖上瘾。

专业组织针对把食物作为儿童奖励的立场声明	
除了研究告诉我们不要把食物作为奖励外，一些权威的专业医学组织也建议不要将食物作为奖励，尤其是对儿童。	
组织	**对食物作为奖励的立场**
美国儿科学会（American Academy of Pediatrics）	食物不应作为奖励或惩罚。从长远来看，食物奖励可能会带来更多问题。
美国家庭医学会（American Academy of Family Physicians）	不要把食物作为抚慰剂或奖励。
营养与饮食学会（Academy of Nutrition and Dietetics）	不要将食物作为奖励。这种做法会传达一种"这些食物比健康食物更好或更有价值"的信息。
美国儿童与青少年精神病学学会（American Academy of Child and Adolescent Psychiatry）	不要把食物作为奖励。
美国心理学会（American Psychological Association）	不要将食物作为表现良好的奖励。
梅奥诊所（Mayo Clinic）	总的来说，不要将食物用作奖励或惩罚的手段。
克利夫兰诊所（Cleveland Clinic）	不要把食物作为奖励。
国家卫生研究院（National Institutes of Health）	把食物作为奖励对儿童的健康、学习和行为有害。

　　有时，糖在我们的日常生活中无处不在（就像上述面包店的例子），它总是悄无声息地潜入我们的生活。你是否会在晚上看电视的时候吃甜食？当你在送孩子去课外活动的路上采购晚餐时，是否倾向于选择含糖丰富的食物而不是更健康的食物？想想糖是如何悄悄地渗入你的日常生活的。一旦你能意识到这些，就可以慢慢学会用更健康的选择来替

换它。

该阶段用时：这是整个戒糖之旅中可能需要你再次回溯的部分。随着时光的流逝，我们的日常状况也会发生变化，可能会出现不同的压力因素、奖励机会或新的日常安排，导致额外的诱发因素出现。不让诱发因素占据上风的关键是要知道如何直面它们。如果你知道某件事会成为你的诱发因素，那么当你面对它时，需要制订一个应对计划。我们将在第五章重新审视应对诱发因素的一些方法。但现在，要留意对你来说最主要的诱发因素，当你遇到它们时，就可以停下来思考并提醒自己，诱发因素或许才是让你暴饮暴食的罪魁祸首。

第四步：从饮料开始

饮料可能很危险——不仅是喝太多酒会让人产生醉意（或更糟糕，喝得酩酊大醉导致自己或他人受伤）。我这里指的是你喝的所有饮料，其中许多都对你的健康有害。让我们来一探究竟吧。

饮用含糖饮料是增加热量最快、最简单的方法之一，也是增加体重的快速途径。虽然每天喝一杯含糖饮料似乎并无大碍，但随着时间累积，这些热量加起来不容小觑，会导致明显的体重增加。为什么会这样？这与食物的物理形态（液体或固体）对饱足感的影响有关。

在深入讨论为什么液体不能让你产生饱腹感之前，让我们先退后一步，谈谈当你开始感觉到饱的时候，你的身体发生了什么。想象一下我们正在吃最喜欢的食物，一开始你感到很饥饿，所以吃了很多，但没有产生任何饱腹感或满足感，所以你继续吃。在你吃东西的同时，胃分泌的胃饥饿素越来越少，所以你渐渐有点饱了，慢慢降低了进食速度，直到最后吃饱喝足，把盘子推开并停止进食，此时的感觉就是饱腹感。

但是液体饮料不会像固体食物那样起作用，恰恰相反，饮料不仅热量爆表（如果不消耗掉这些热量，可能导致体重增加），而且与固体食物相比，它们不会带来相同的饱腹感。当你用一杯 200 卡路里的饮料来替代一个 200 卡路里的零食时，你不会产生饱腹感。

总的来说，与饮料相比，在热量相同的情况下，固体食物会带来更多的饱腹感。食物需要咀嚼，这会减慢进食速度，并增加口腔的触感，这种触感可以增强饱腹信号。有研究观察了人们在餐前摄入相同热量的饮料（苹果汁）、半固体食物（酸奶）或固体食物（面包）后，他们在接下来的正餐中吃下的食物量。餐前摄入液体的受试者在正餐中吃得更多，餐前吃固体食物的受试者正餐吃得更少。因此，液体不会带来多少饱腹感，反而会让人摄入过多的热量并增加体重。

大规模群体研究已经证实，来自液体的热量产生的饱腹感较低，且会导致人摄入过多热量。一项研究在分析了从 1966 年到 2005 年的人群数据信息后发现，摄入含糖饮料与儿童和成人的体重增加之间存在正相关。因此研究结果表明，那些摄入更多含糖饮料的人更有可能发胖。

体重增加是因为人们并没有在饮用饮料后减少食物摄入。例如，如果一个人在餐前喝了 200 卡路里的饮料，那他就必须减少 200 卡路里的食物摄入，这样才能抵消热量并保持体重。然而，研究表明，人们并没有因为喝了饮料就少吃，他们仍然吃下了不喝饮料时会吃的相同热量的食物。因此，含糖饮料会导致额外的热量摄入，从而导致体重增加。

划重点：很多饮料不仅本身热量爆表，并且无法带来与食物相同的饱腹感，因此，在热量相同的情况下，液体饮品带来的饱足感要少于固态食物。此外，由于饮品不能像固态食物那样填饱胃部，这导致你更有可能过量进食，摄入额外的热量，从而增加体重。

液体产生的饱腹感更少只是其一，别忘了还有一件事可以让你忽略饱腹感，那就是糖，正如你在本书的前几章中所学到的，糖可以麻痹饱腹感，而且香甜的味道会让我们停不下来，我们正是对那种愉悦的感觉上瘾。

糖还会将本来的"好"饮料变成"坏"饮料。容我解释一下，对于功能性饮料我是举双手赞成的，这些饮料确实有多种功能，能让你同时获得多种健康益处。例如，咖啡就是很棒的功能性饮料，除了水分，它还含有维生素 B_6、镁和几种抗氧化剂以及咖啡因，有助于你集中注意力并保持警惕。可问题是功能性饮料的好处已经被我们破坏了，如果你在一杯咖啡中加入咖啡伴侣、糖、奶油雪顶、焦糖或摩卡（巧克力酱）等，它就不再是一杯功能性饮料，而是变成了完全不同的东西。请不要毁了一杯好好的功能饮料！

那么我们平时应该喝什么？水（原味汽水也算）是理想的选择。水没有卡路里，也不含糖或甜味剂，100% 都是水分。我们身体大部分是水（60%），而我们喝的水往往都不够，多喝水可以提高你的注意力，让思路更清晰，甚至可以让你的饱腹感维持更长时间。

不过，从此完全放弃所有饮料只喝水也太难了。没事，我们有应对方法！

也许你过去常常喝很多含糖饮料；也许早上的咖啡里加了几勺糖，或者加了味道浓郁的咖啡伴侣（含有大量添加糖）；也许你有喝调味汽水的习惯，每天都会喝几听；或者你喜欢加糖的茶、果汁或能量饮料。

无论是什么，现在都是时候评估你平时喜欢喝什么，然后再做出调整了，虽然液体形式的糖是最糟糕的糖，但也是最容易识别和替换的。

在美国，含糖饮料是人们摄入添加糖和超额热量的最大来源。过去，含糖饮料通常是指汽水和果汁，但现在不是了，如今，我们发现几乎所有的饮料都含糖，包括咖啡、茶、能量饮料、果昔，甚至是矿泉水！下面让我们看一些常见的饮料，找出一些可以调整的方法，把我们喜欢的饮料变成无糖版本。

咖啡

咖啡似乎在一夜之间就从功能性饮料变成了糖分炸弹，由于加入了大量的糖、牛奶和甜味剂来调味，所以它也成了名副其实的热量饮料。例如，一杯基础版的星巴克中杯冰摩卡就有 450 卡路里和 43 克糖，而唐恩都乐[1]的大杯招牌冰拿铁则有 530 卡路里和 51 克糖。这太可怕了！

最好的选择就是黑咖啡或加一点奶。不过，要注意奶的成分（特别是植物奶，通常都含有添加糖，大多数咖啡店里的燕麦奶或豆奶都含有添加糖，所以一定要问清楚）。如果你习惯在咖啡中加糖，那就试着戒掉吧，如果实在做不到，那就试着减少添加糖的量吧。坚持几天，我敢打赌你会习惯的。

软饮料和苏打水

饮料行业蓬勃发展，我们现在有很多软饮料可以选择，而许多软饮

1　Dunkin'，美国连锁快餐店。——译者注

料中都含有添加糖和甜味剂，还有咖啡因。重要的是确认自己为什么痴迷于某款软饮料。是因为咖啡因吗？那不如直接喝咖啡（见上文）。是因为气泡吗？如果是那你可以尝试无糖气泡水（有许多不同的口味可以选择）。或者尝试一下原味苏打水或矿泉水。如果你喝调味苏打水是因为糖的甜味，那你就只能戒掉了，不过这应该是你戒糖之路上最痛苦的事情了，其他的措施都会温和很多。

在美国，市面上流行的软饮料通常含有大量的热量和糖（但几乎没什么营养价值）。例如，一份20盎司（约591毫升）的美国大山露（Mountain Dew）含有77克糖；一瓶16盎司（约473毫升）的蜜桃口味斯奈普（Snapple）饮料含有40克糖；而12盎司（约354毫升）的姜汁汽水（人们感冒时经常会喝）含有34克糖。软饮料的配料表中通常会用其他别称来掩盖添加糖的存在，比如果糖、葡萄糖和麦芽糖。除非你非常了解那些添加剂的名称，否则很难识别出饮料中的糖分，而且这些添加剂在生产中使用了有危害性的加工方法和化学成分，对人体十分不利。

能量饮料

顾名思义，人们喝能量饮料当然是为了补充能量。这些饮料的咖啡因通常比咖啡还多（某些情况下甚至高得惊人），还含有一些其他健康成分，比如维生素。然而，它们都含有某种类型的甜味剂——以此来掩盖添加的咖啡因和维生素B的味道。但如果你已经对这些饮料上瘾了该怎么办呢？我建议将其换成咖啡或茶，它们的咖啡因含量适中，而且你可以控制里面的添加物。能量饮料通常是冷饮或常温的，和冰咖啡的口感差不多，不如试试前者吧。

小心快餐店的套餐！

如果你真正关心自己的健康，那你最好避开那些看上去貌似很"划算"的套餐。快餐连锁店通常会在这些套餐中附带饮料来吸引顾客，让他们觉得买套餐更超值。一项研究发现，麦当劳套餐中默认的饮料选项，平均含糖量约 52 克，汉堡王约为 48 克，温迪（Wendy's）约为 35 克。麦当劳的小杯香草奶昔就含有约 480 卡路里和 51 克糖，而这些只是快餐店含糖饮品菜单上的冰山一角，我还没算本来就已经是高热量高脂肪的固态食物，整个套餐组合会让一餐的卡路里摄入大大超标。

以下是一些常见的含有添加糖的能量饮料，你以为从中获得了能量，但这些能量很快就会被其中的糖分所破坏，所以要三思！一罐 473 毫升的怪兽（Monster）能量饮料含有 200 卡路里和 27 克糖，红牛能量饮料含有 212 卡路里和 50 克糖，岩星（Rockstar）能量饮料含有 280 卡路里和 63 克糖。以岩星能量饮料来说，63 克糖相当于 15 茶匙的糖，大约是 6 个卡卡圈坊（Krispy Kreme）原味甜甜圈或 12 个奥利奥饼干的含糖量！

果汁

果汁经常被视为儿童饮料，但我不建议给孩子们喝果汁，成人也不建议喝。美国儿科学会（AAP）现在对果汁的立场声明是：建议婴儿和幼儿不要喝任何果汁，即使是大一点的孩子也不该多喝。原因是果汁经过高度加工，水果本身的营养价值几乎所剩无几，且果汁中已没有了纤维，几乎不需要经过口腔的机械消化（咀嚼）。果汁已经成为日常生活中另一个液体糖的来源，并且很容易摄入超标。

果汁最容易让人误认为它是健康的，因为它的甜味通常来自水果中的天然糖分，而不是添加糖。但果汁还是不喝为好，因为它只是一种浓缩形式的糖。例如，喝下一杯 10 盎司（约 295 毫升）的苹果汁，相当于吃掉两个苹果，但你却得不到这些苹果的营养价值，除了其中的果糖。一些市面上常见的果汁往往看起来健康，但实际上含糖量很高，比如纯果乐（Tropicana）橙汁看起来健康，但每 8 盎司（约 236 毫升）含 110 卡路里和 22 克糖；韦尔奇（Welch's）葡萄汁，每 8 盎司含 140 卡路里和 36 克糖；以及优鲜沛的蔓越莓汁，每 8 盎司含 100 卡路里和 23 克糖。

如果你喜欢喝果汁，而且一时半会戒不掉，那我建议你先用水或无糖气泡水来稀释它。起初尝起来可能没那么甜，但几天后味蕾会逐渐适应，之后你可能会对甜味失去兴趣。另一个选择是把果汁换成果昔，果昔中的果肉较多，营养成分也高一些。

果昔

果昔是增加日常饮食中蔬菜和水果摄入的好方法，它之所以比果汁强，是因为果昔在榨取时保留了纤维和其他营养素，而果汁则没有。然而，需要注意的是，通常一次喝下去的量要比吃下去的多得多。例如，一份赤果草莓香蕉果昔中就含有 22 个草莓、13/4 个苹果、11/3 个香蕉和少量橙子，这个量你很难一次吃完，所以，果昔要慢慢喝。

正如其他饮品一样，液体食物的下咽速度要比固体食物快得多，所以你可能在喝完一杯果昔后不会觉得饱。你不妨把准备用来做果昔的蔬果食材做成一道水果蔬菜沙拉，这是一种完全不同的味蕾体验！

保持低糖饮食还须注意，市售的果昔与自制的不同，在家里你可以确保果昔中没有添加甜味剂（除了来自水果的天然甜味），并且你可以加入你喜欢的健康食材，比如牛奶、无糖植物奶，或者酸奶，使用新鲜或冷冻的完整水果和蔬菜，蔬菜方面可以选择西葫芦、菠菜或羽衣甘蓝。我经常建议在果昔中加入一些蔬菜，即使你不喜欢吃蔬菜，在果昔里也尝不到它们的味道。此外，为了让果昔更美味，你也可以试试加入一汤匙全天然坚果酱来增加健康脂肪的摄入。

但如果你购买的是市售的果昔，请一定要注意添加的糖分。例如，果昔国王（Smoothie King）的活力草莓果昔含有 26 克的添加糖，热带果汁咖啡馆（Tropical Smoothie Cafe）的杧果魔法果昔含有 44 克的添加糖，博特农庄（Bolthouse Farms）的草莓果冻果昔含有 29 克的添加糖。

酸奶饮品

酸奶饮品起初的目标受众主要是孩子，但现在越来越多的成人也喜欢饮用酸奶。你或许已经猜到了，酸奶饮品的主要问题在于它含有添加糖。无糖酸奶本来是健康零食，但加入糖后就变成了一份可怕的高糖甜点。一瓶乔巴尼（Chobani）的酸奶饮品就含有 7 克的添加糖，几乎没有其他营养成分。

这并不是说从此要把酸奶从我们的饮食清单上划掉，因为酸奶本身是一种很棒的高蛋白零食，还添加了益生菌，有益于肠道健康。别再喝超市里的那些所谓的"低糖酸奶"了，因为这些其实并不健康。选购中注意挑选无添加糖的"纯酸奶"，然后加入一些水果和牛奶，自制一杯健康饮品吧。

牛奶类

过去你在超市里唯一能看见的奶就是牛奶，但现在情况不一样了，有丰富的各种奶产品可供选择，如燕麦奶、夏威夷坚果牛奶等等。那么在这些奶类中，有哪些悄悄加了添加糖呢？

牛奶本身含有天然的乳糖，我们身体消化乳糖的方式与消化葡萄糖不同。乳糖会被一种叫作乳糖酶的酶分解，这种酶是新生儿用来消化母乳的，但随着年龄的增长，身体产生的乳糖酶减少，因此许多人会对乳糖过敏，甚至发展成乳糖不耐受。尽管乳糖与其他形式的糖不同，但我将其与水果的果糖归为一类。是的，它仍然会影响血糖。但由于牛奶中还含有蛋白质和脂肪，所以它对血糖的影响相对较小。所以，除非你对乳糖过敏或不耐受，否则不用因为担心糖的问题而拒绝乳制品。但要注意那些调味乳制品，如巧克力奶或草莓牛奶，它们确实含有添加糖，这些才是需要避免的！

素食者如何戒糖？

素食饮食通常会包含丰富的碳水化合物类食物，这是必然的，因为素食者会减少摄入其他食物类别。虽然素食饮食结构可能更侧重于碳水化合物，但并不意味着要充斥着大量高糖和加工食品！在管理糖瘾的同时，素食者有许多原型食物来源的蛋白质、脂肪和碳水化合物可供选择。在基于原型食物的素食饮食结构中，优质蛋白质来源包括豆腐、天贝和其他豆类。增加植物性蛋白质的摄入可以更有效地帮助克服糖瘾，而不是大量摄入饱含淀粉类的碳水食物。应该以像藜麦、糙米、法罗小麦（farro）和碾碎小麦（bulghur）等全谷物，以及水果和蔬菜等碳水化合物为主，这些优质碳水可以为身体提供必需的微量营养素和膳食纤维，能够增进健康、促进消化以及增加饱腹感。将高蛋白和高纤维食物纳入你的素食餐单中，让大脑忘记对糖的依赖。

戒糖期间如何选择酒精饮品？

酒精饮品中可能充满了糖分，尤其是鸡尾酒。一杯4盎司（约118毫升）的玛格丽特平均含有168卡路里和28克糖，一杯7盎司（约207毫升）的椰林风云含有536卡路里和43克糖，一杯6盎司（约177毫升）的莫吉托含有143卡路里和26克糖。

如果你仍然想偶尔小酌一番，那么可以选择那些低糖的酒精饮料。一些伏特加苏打水是用真正的果汁制成的（虽然不是理想选择，但果汁中的糖量要远远少于大多数鸡尾酒），而且不含人工甜味剂。还是想来一杯玛格丽特？不如选择一份梅斯卡尔龙舌兰酒，加上新鲜的青柠檬汁和原味苏打水，它的口感非常清爽，没有那些预调鸡尾酒中的添加糖！

偶尔轻呷少量的龙舌兰酒、杜松子酒、威士忌和白兰地这样的烈酒也无伤大雅。然而，大多数人喜欢享用由它们制成的鸡尾酒（大量的糖分来源），所以不如自己动手制作吧，加入冰块、苏打水和少许烈酒，然后加入新鲜青柠檬汁调味。

植物奶中往往含有添加糖，这些奶通常是用水和坚果、种子或豆类混合制成的，许多知名的坚果奶会在其中加入糖、糖浆或其他形式的甜味剂以使其更美味。例如，蓝钻怡仁（Almond Breeze）的香草杏仁奶每杯含有 13 克的糖，所以在购买植物奶时，要选购无糖版本的。而且，你可能会惊讶地发现，无糖版尝起来并没有太大不同，尤其是把它们用作咖啡调味、加入早餐麦片或制作果昔饮品时。

接下来，如何控制饮料摄入？

第一步，查看饮食日记，看看你都喝了哪些饮料，列一份清单，按照添加糖的多少将它们排序。

其实我是想让你思考一下喜欢那些饮料的真正原因。是因为气泡吗？还是"嘶嘶"声？或者是其中的甜味？我们喜欢某些饮料的原因可能不尽相同，了解这些原因非常重要，有助于我们进一步找到健康的替代方案。

葡萄酒怎么样？

葡萄酒中的天然糖分源于制作葡萄酒的葡萄。这些葡萄经过发酵，糖分转化为酒精，最终形成了葡萄酒独特的风味。然而，如今的许多葡萄酒都添加了糖以增加口感，并且不像我们在欧洲和地中海地区通常看到的高品质葡萄酒那样经过长时间的酿造。

如果你喜欢葡萄酒，那该如何选购呢？与其来一杯美国产的莫斯卡托（Moscato），不如尝试干红或干白。这些葡萄酒的残留糖分最少，通常添加糖也较少，甚至不含糖。还有一些品牌如 FitVine 生产的葡萄酒，每份含糖量不到 1 克。

也许你喜欢某种饮料的原因与它的味道无关，只是因为它带给你的感受。咖啡就是一个很好的例子，它本身是苦的，因此味道不够宜人。我还记得小时候妈妈第一次让我尝咖啡，那味道可真难喝！我不禁好奇她怎么能喝得下这种东西？后来自己喝咖啡时才明白，她喜欢的不一定是咖啡的味道，她喜欢的是咖啡带给她的感受。她之所以喜欢喝咖啡，是因为它能提神。假如我偷偷把她的咖啡换成低因咖啡，她应该会慢慢戒掉咖啡，因为咖啡已经不能让她感到精力十足了。

所以，思考一下你喜欢喝那些饮品的真正原因，看看是否与糖有关。如果你习惯于每天午餐喝一罐调味苏打水，晚餐喝一杯鸡尾酒，那就把这些含糖饮料从你的饮食清单中拿掉吧。这肯定需要时间和努力，但是想想这些饮料将对你的健康、寿命和生活质量产生的影响，你会慢慢习惯用无糖版本取代那些高糖饮料的，最终，你的大脑也会慢慢适应。

该阶段用时：这取决于你依赖含糖饮料的程度。有些人很快就能完成这一步，这是因为他们本来就不常喝含糖饮料，而有些人可能需要更多时间。如果你是后者，那你要知道，只要你能逐渐减少饮料中的糖分，就是在取得重大进步。先把你经常喝的饮料换成无糖版的，再解决下一个。

第五步：重新安排早餐

早餐是一天中最重要的一餐，往往也是含糖量最高的一餐。吃一顿健康的早餐会加速你的新陈代谢，让你在一天中燃烧更多的卡路里。尽管这个观点还存有一些争议，但有一点达成了共识：经常吃早餐的人摄入的营养成分明显多于那些不吃早餐的人。此外，吃早餐还可以增强认知能力，这说明了早餐对于心理健康的重要性。我们可以从早餐中获得更多的营养和能量，从而促进整体健康。

基于上述这些原因，早餐通常被视为"一天中最重要的一餐"。然而，许多人都会略过早餐。可能是早上时间紧张，或者起床后还不饿，导致许多人跳过早餐，直接吃午餐。然而，我并不推荐这种做法，原因如下：首先，研究显示，不吃早餐的人往往会错失摄入关键微量营养素的机会，如维生素 D 和钙，铁和叶酸；其次，吃早餐不仅能降低慢性疾病的风险，也可能对记忆力和注意力有积极影响。

吃早餐益处多多，但也往往会让人摄入过多的糖，也许这就是很多减肥方案都不推荐吃早餐的原因。事实上，的确有一些研究显示，吃早餐的人实际上更难减肥。但我绝对不是在鼓励你为了减肥而放弃早餐，因为通过不吃早餐而减掉体重的人，并不是因为早餐这一餐有多么大的影响，而是他们减少了饮食中的糖分，早餐中往往含有大量糖。

在美国，早餐已经变成了甜点。有些食物中的糖分显而易见，如肉桂卷和甜甜圈，但有些食物中的糖却非常隐蔽。酸奶加即食燕麦、麦麸松饼和即食谷物脆通常被视为健康的选择，但它们的含糖量可能与点心一样多。如果你早晨非常赶时间但又不想跳过早餐，那你看中的或许是早餐的便捷性，食品行业早就窥探到了这一点，并"贴心"地生产出单人份包装好的谷物脆燕麦片，还有各种各样的速冻华夫饼和松饼，而这些往往都含有添加糖。

现在让我们来看看许多人起床后的第一杯饮品。我们在第四步已经讨论过这个问题，但在此值得复习一遍，因为饮料通常是早餐中必不可少的一部分。首先，如果你习惯来一杯果汁，那最好戒掉它。早餐中的果汁，特别是混合果汁，其含糖量和调味汽水饮料有得一拼。接下来是牛奶或植物奶，有些含有多达 20 克的糖分，一些燕麦奶和大米牛奶通常含有大量糖分，还有调味坚果奶也可能含有同样多的糖分。也不要被添加维生素的说法所迷惑，某些植物奶和果汁确实添加了维生素和矿物质，但在很多情况下，它们并不都是稳定的，在加工过程中会有所流失。但营养成分表上却不一定能反映出真正的维生素含量。最后轮到咖啡，如果你喝黑咖啡或只加一点牛奶或奶油，那就不用担心了，因为黑咖啡本来就是无糖的。但是，如果你喜欢加咖啡伴侣，那么一汤匙咖啡伴侣的含糖量大约等于两包糖。

你能做些什么来改进你的早餐呢？如果你习惯吃传统的美式早餐，而你又不想摄入大量添加糖，先不要担心，虽然大部分早餐的含糖量都很高，但也有很多健康选择。不过在茫茫的早餐食品区中逐一筛选可不是件易事，那应该选择什么食物来开启一天的时光呢？一般来说，可选择那些富含蛋白质和膳食纤维且糖分较低的早餐食物。蛋白质和膳食纤维都能让人产生饱腹感，还可以防止血糖水平上升。鸡蛋是美国第二受欢迎的早餐食物，它是一个很好的选择——不含糖，是少数几种富含天然维生素 D 的食物之一，对骨骼健康、大脑健康和免疫系统也有好处，蛋黄也得吃，它含有蛋白质、抗氧化剂和脂溶性维生素，并且最近的研究显示，鸡蛋可不是坏胆固醇的主要来源。此外，鸡蛋还有很多种做法，可以做蔬菜炒蛋、煎荷包蛋，或者水煮蛋（未剥皮的水煮蛋可以在冰箱里保存七天，剥皮后可以保存五天）。在周末准备一些水煮蛋，作为繁忙工作日的早餐。如果水煮蛋不是你的菜，那就用马芬杯做咸蛋挞，加入任何你喜欢的配料，比如奶酪、菠菜、洋葱和蘑菇、西葫芦或彩椒。这些也可以在周末提前做好，放在冰箱里可以保存四天。偶尔在鸡蛋或煎蛋卷中加一些奶酪可以增加饱腹感，并为身体提供额外的营养物质。例如，在早餐的炒蛋中加一片切达芝士，可以增加 3.96 克蛋白质、120 毫克钙、0.64 毫克锌以及 13.1 毫克钾。

如果因为过敏或是口味偏好，你不爱吃鸡蛋，还有很多其他低糖的早餐选择。希腊酸奶多年来因其高蛋白、低糖的特点而大受欢迎，它质地醇厚、口感绵密，由于制作过程中需要充分过滤，所以相比其他乳制品，其乳糖含量较低（这对乳糖不耐受的人非常友好）。一杯普通的希腊酸奶提供了约 17 克蛋白质，天然糖分（乳糖）却只有 6 克。不过要仔细看看食品成分表，某些调味酸奶会添加糖分，导致其含糖量增加到 20 克以上。如果你不喜欢原味酸奶的酸味，可以加入自己喜欢的新鲜水果来增加甜度，浆果富含天然纤维，是非常理想的选择之一。除了水果，你还可以加入一勺坚果酱，再加上奇亚籽或亚麻籽，在增加纤维的同时让口感更有层次。

说到水果，需要提醒大家的是，不要为了减少卡路里摄入而只吃水果作为早餐。这不仅会让你饿得很快，而且还会造成血糖的巨大波动，如果要把水果当早餐，一定要搭配一些蛋白质和脂肪。

燕麦片也是经典早餐之一，燕麦产品种类繁多，挑选起来要费些功夫。由于加工方式的关系，即食燕麦会比粗磨燕麦消化得更快，因此，如果你时间略充裕，选择粗磨燕麦会比即食燕麦更好。然而，如果时间紧迫，原味的即食燕麦仍然是一个很好的选择，每份提供 4 克纤维，再加入一些核桃或花生酱、香蕉和肉桂粉，以增加一些健康脂肪和抗氧化剂的摄入量，同时让其更美味（单独吃原味燕麦确实会有些乏味）。坚果中的脂肪和蛋白质会减缓消化速度，比单独吃燕麦更有饱腹感，这也有助于抵御你对糖的渴望。

希望你心中已经有一些简单且健康的早餐选择了，以上就是一些大致的建议，翻到第 180 页，你会看到更多无糖早餐食谱，用它们来开启美好的一天吧。

该阶段用时：与饮料的情况一样，想减少早餐中的糖摄入量取决于你原本的饮食习惯。对有些人来说，这一步会相对容易点，因为他们习惯在早餐饮用一些液体（比如果昔、咖啡饮品、酸奶等），所以他们在第四步中已经解决了这个问题。但对有些人来说，需要的时间可能更长。

间歇性禁食对抗糖有效吗？

简而言之，答案是否定的，原因有很多。间歇性禁食是一种可以每天或每周循环进行的禁食行为。这种饮食模式会让身体使用酮而不是葡萄糖作为主要的燃料来源。听起来理论上没错，但这往往会让人产生对不健康食品（比如那些含有大量糖的食物）的过度渴望，或导致暴饮暴食。当限制身体摄入卡路里和营养素时，大脑会非常渴望能快速补充能量的食物——比如糖！对于正努力戒除糖瘾的人来说，这可能非常不利，因为它会使你的激素和情绪调节功能陷入一种一发不可收拾的境地。比起间歇性禁食，最好的做法是在你感到饥饿的时候吃些富含蛋白质的零食。每天的第一餐应该营养均衡，可以加入鸡蛋和牛油果等食物，这对激素平衡和大脑健康的益处要比不吃早餐大得多。

请不要追求速度，做出正确决定的前提是先选定能够坚持下去的长期方案。你无须苛求自己，而是要慢慢改善自己的饮食，循序渐进地减少对糖的依赖。因此，这一阶段请给自己至少一到两周的时间，摸索出属于自己的健康早餐方案，然后再进行第六步。我建议准备三到四种日常早餐以供轮换，确保其中一种是简单快捷的（例如果昔，可以装在杯子里随身携带），还有一种适合在外点餐时吃（我外出用早餐时经常会选黑咖啡、一个荷包蛋、一份水果和一份与大家一起分食的培根）。

第六步：减少晚餐中的糖分

早餐已经解决了，现在让我们来看看晚餐可以如何改善。你可能会有疑问，我们好像还没说午餐，别担心，下一步我们会来讲午餐。我之所以把晚餐排在早餐后面，是想留出一些时间让你喘口气，先花些精力来安排好一天中的第一餐和最后一餐，可以留一些空间给午餐。所以在这里，我会帮助你识别晚餐中的糖分，并提供一些健康美味的晚餐选择。

晚餐吃什么？

如果你习惯吃汉堡包或三明治，那么可以试试这样的安排。如今市面上有大量的低碳水卷饼和面包，比起含有添加糖的传统面包，它们的总碳水化合物含量更低。还有一种方法是只使用一半的汉堡坯，另一半用生菜叶代替，这是一个不错的减糖吃法。如果你经常喝汤，也不用担心，汤仍然可以享用，你只需要多看看食品成分表，奶油浓汤中往往含有更多的添加糖，所以要小心！

多摄入绿色蔬菜

并不是每个人都喜欢吃绿色蔬菜，但晚餐多吃蔬菜非常重要，原因有几个。首先，蔬菜中含有支持大脑和身体运作所需要的营养；其次更重要的是，它们可以让你产生饱腹感，如果能养成在饮食中加入绿色蔬菜（比如羽衣甘蓝、生菜、西蓝花、菠菜等任何绿色蔬菜）的习惯，你将能够：（1）平衡进食的冲动；（2）摄入纤维素和营养素，增强饱腹感；（3）不会使血糖失控——因为绿色蔬菜对血糖非常友好。这将意味着，绿色蔬菜将有助于舒缓你对糖的渴望，帮助你抵制来自糖的诱惑。

每天都吃一大碗绿色沙拉是非常明智的做法，尤其是在晚餐时吃。沙拉的搭配是无穷无尽的，并不总是一堆生菜，你可以添加任何东西。首先用一些绿色蔬菜打底，比如菠菜、羽衣甘蓝、长叶莴苣或混合蔬菜，像胡萝卜、辣椒、洋葱和西蓝花这样的蔬菜也不错；此外，放入坚果碎或种子类也是增加蛋白质和健康脂肪的好方法，还能让口感更富有层次。如果你有前一晚剩下的熟菜，也可以放进去，谁说沙拉必须是生冷的呢。

我非常推荐用一份沙拉开启晚餐，你不需要晚餐只吃沙拉，只需要养成晚餐先吃沙拉的习惯。当然，你也可以在沙拉中加入蛋白质，比如烤鸡肉、红肉、鱼肉（三文鱼是我最喜欢的），或豆腐。还可以加入藜麦、奶酪、豆类和水果，沙拉的组合种类真是太多了，只有不会搭配食材的人，没有不好吃的沙拉。

不过要非常小心沙拉酱。沙拉酱可以让沙拉的口感升级，但你需要密切留意沙拉酱的营养成分表。很多市售的沙拉酱都声称"无脂"，但它们为了弥补口味的缺失，往往会添加过量的糖。如果你已经做好了一份美味的沙拉，里面的食材非常丰富，那么只需要一点橄榄油、柠檬汁、盐和黑胡椒就足够了。或者在沙拉中加入一勺莎莎酱或鹰嘴豆泥，以替代传统的沙拉酱。此外，可以参考第 204 页、212 页和 213 页的无糖沙拉酱食谱，这些都是很好的选择。

如何选主菜

主菜要选择不含糖且能让你感到饱腹和满足的餐食。有许多高蛋白、低糖、富含微量营养素的主菜可以选择，包括火鸡、鸡肉、肉卷、牛排、鱼等。一小块去皮烤鸡胸肉，可以提供大约 31.1 克蛋白质、0 克糖、7.35 毫克钙和 10.6 毫克烟酸，将鸡胸肉与蒸蔬菜和糙米饭一起搭配食用，能提供身体所需的必要营养。至于鱼类，比如三文鱼作为主菜，可以提供约 25.7 克蛋白质、不等量的欧米伽 3 脂肪酸、461 毫克钾和 39.4 微克硒。我相信蒸蔬菜和鸡胸肉可能是很多减重食谱里的常客，也许这听起来很无聊，但是，请别这么认为！想想这些蛋白质和营养素，它们有助于抑制你对糖的渴望，你应该为此感到开心！所以就将这些食物视为帮助你摆脱糖分、获得健康的工具吧。此外，你可以利用香料将无聊的鸡肉和蔬菜变成美味佳肴，用香料调味可以让餐食更加符合自己的口味，而且还可以避开添加糖。此外，还有很多无糖调味品可以提升菜肴的风味。

关于蘸酱和调味料

与沙拉酱一样，调味料和蘸料中可能含有大量添加糖，把它们添加到本来营养丰富的健康食材中，可以说是"一块臭肉坏了一锅汤"。外出就餐时，你可以在点菜时询问服务员主菜是否配有调味酱料，如果有的话，可以要求把调味酱料与食物分开。这样一来，你就可以减少蘸取，而不用全部吃完。还有一个方法是把调味酱料换成一份融化的无糖黄油，用它搭配食物也一样美味。

该阶段用时：你可能需要几周来定制一份属于自己的晚餐清单。把自己当成是自家餐厅的老板，结合自己的饮食喜好和实际情况，为自己量身打造一份私人晚餐菜单。菜单可以包括3至4种可以在家烹饪的食谱，以及3至4种外出用餐的餐食选择。备餐是非常关键的！如果你的脑子里有一些模糊的想法，请确保家里已经准备好了相关食材，如果临近晚餐都没有备好食材，最后一刻就只能胡乱吃些手头有的食品，这样难免会摄入一些垃圾食品。如果你心中已经有了食谱，家里也备好了这些食材，就可以开始准备了。假如你需要一些晚餐灵感和食材采购建议，可查看182—226页的无糖食谱和179—180页的厨房常备食材清单。

第七步：午餐和零食

午餐通常可以与晚餐互换。减少午餐含糖量的关键是保留你最喜欢的食物，但要适当地调整它们。例如，如果你喜欢吃全麦 BLT [1] 三明治，

---

1 即 bacon（培根），lettuce（西生菜），tomato（番茄）。——译者注

可以用无糖面包或将面包片换成生菜，中间加入一些牛油果与培根、生菜和番茄，制成一份美味的减糖版 BLT 三明治。通过这种方式，你依然可以在享用最喜欢食物的同时，减少糖的摄入量。接下来，让我们继续解锁更多的低糖且营养丰富的午餐做法。

我的建议是让午餐尽量简单，最好根据自己的日常行程来安排午餐。如果工作日时间紧张到几乎没时间吃午饭（更别说准备了），那就吃些简单的沙拉，比如鸡蛋沙拉、金枪鱼沙拉或鸡肉沙拉。这些都富含蛋白质，能让你有饱腹感，并且你也可以根据自己的口味来搭配食材。例如，我会用平时买的罐装金枪鱼，往里面加入一点橄榄油、酸豆、一点柠檬汁和一些胡椒粉，制作成一份简单又好吃的金枪鱼沙拉，里面没有一点糖，但却有满满的蛋白质和健康脂肪。另一个建议是，只要我们晚餐吃的是鸡肉，剩下的鸡肉就可以作为第二天午餐的沙拉食材。只需把剩下的鸡肉撕碎，然后加入自己喜欢的东西，我一般会加芹菜碎（如果我手头没有新鲜的芹菜，我会放芹菜籽），一些蛋黄酱（无糖版）、碎洋葱和胡椒粉，你可以发挥创意，加入葡萄、苹果丁等任何食材来增加一些甜甜的口感。

即使是像花生酱三明治这样简单的食物，依然可以改良成美味的减糖版本。你可以只用一片面包，或者把两片面包都换成无糖面包，确保花生酱中的成分只有花生（检查食品标签），然后再铺上香蕉和一点肉桂粉，一份美味、有饱腹感，且能让你精力十足的营养午餐就做好了。是的，把香蕉和肉桂粉加到花生酱三明治中确实会让人精神满满，它会帮助你戒掉对糖的依赖。

利用晚餐提高备餐效率

晚餐的分量多做一些，这样第二天的午餐就顺便解决了，这是提高备餐效率的好方法（节省了准备午餐的时间和精力），并且还能让你第二天吃到健康的食物。养成在晚餐时准备第二天午餐的习惯，把它们直接装进便当盒里。

对于许多人来说，想午餐吃得健康通常会遇到两个问题：第一，我们经常在路上吃午餐（比如因为工作、办事或照顾孩子而来不及好好吃顿饭）；第二，在外就餐。当我们午餐吃得很匆忙，没有准备好健康食物，只是在饥饿袭来时随便解决时，就难免摄入含糖的食物，这是因为大脑经过驯化，认为从碳水化合物中可以快速获得能量。

在外就餐时，我们一般会面临两个障碍：首先，大部分餐厅的食物都不太健康，而且你也不知道菜里都加了些什么；其次，我们往往把外出就餐视为一种"享受"，将食物作为庆祝的方式。人们可以在日常生活中找到许多庆祝的事由，比如"项目完成了"，甚至是"今天是星期二！"等等，任何小事都可以成为庆祝的理由，而这些都会让我们偏离健康饮食的目标，投入到含糖餐饮的怀抱。

这就是你需要提前做好计划的原因！不要在和朋友外出午餐时，到了现场却仍不知道要点什么，现在几乎每家餐厅都可以在网上看到菜单，所以你最好提前查看并想好你要点什么。如果你经常去咖啡厅或面包店，最好在去之前就想好你要买什么。

午餐问题解决后，下面我们聊聊零食。说到减少糖分，零食可能是最具挑战性的。电视广告、便利店、超市收银台和自动贩卖机里各式各样的零食广告都在吸引着我们的注意力。吃零食的机会太多了，健康的和不健康的鱼龙混杂，我们很难意识到自己究竟吃了什么。虽说吃零食不算一个好习惯，但这并不意味着我们需要完全戒掉它。零食是让我们一天保持饱腹感和精力充沛的重要组成部分，关键是要选择营养价值高的食物，并且不要多吃。

最好的低糖零食就是水果和蔬菜，我知道，它们实在很难激起人的食欲。对于正在戒糖的你来说，将焦糖爆米花换成胡萝卜和芹菜实在很难做到，但是不妨这样想，零食的作用是在你需要时为你提供营养和能量，它们并不是幸福或快乐的源泉。而如果吃健康的零食，你会因为优待自己的身体而感到由衷的快乐。而且许多健康的零食吃起来也很美味，只是那些典型的垃圾食品太过重口，让你忽略了健康零食的美味。请在心里默念，你的身体不需要垃圾食品，就像特斯拉不能加汽油一样！

水果和蔬菜含有丰富的维生素、矿物质和膳食纤维，可以降低患慢性疾病的风险。一些健康的零食包括：用芹菜蘸纯花生酱或鹰嘴豆泥，苹果片配纯杏仁酱，用烤面包片或几块饼干蘸墨西哥牛油果酱（由牛油果泥、洋葱、香菜、青柠檬汁和番茄混合而成），坚果和浆果冻酸奶（请参阅第 217 页的食谱），或直接吃一把坚果。水果和蔬菜往往富含膳食纤维，而膳食纤维能增强饱腹感。一个桃子可以提供 2.25 克的膳食纤维，一个梨可以提供 5.58 克的膳食纤维。纤维是你的好朋友，戒除糖瘾时，它就是你的首选！

正如前文所讲的，高蛋白食物可以维持更久的饱腹感，同时有助于稳定血糖。坚果就是一种很棒的高蛋白零食，随手吃一把坚果既节省时间又营养满满。一小包 100 卡路里的杏仁能提供 3.64 克的蛋白质、46.6 毫克的钙、124 毫克的钾和 48.4 毫克的镁。其他高蛋白零食还有火鸡肉片、牛肉干或鸡肉干、白煮蛋、奶酪棒或金枪鱼。

获取健康零食的最大障碍是，当吃零食的欲望来袭时，往往都让人措手不及，所以当我们在外面时，会自然而然地把手伸向包装食品。那些触手可及的零食往往都很可怕：棒棒糖、薯片、绝大多数谷物棒等等。最简单的解决方案就是提前准备零食：将坚果、水果或蔬菜分装在保鲜袋或保鲜盒中；在家自制一些爆米花，加入自己喜欢的调料[1]，分装在密封袋里。提前准备好这些零食，我们就能在需要时轻松吃到健康的东西。

大家通常认为蛋白棒、谷物棒或早餐能量棒等食物会比饼干更健康，但事实却是，饼干更健康！如果你仔细查看各种能量棒的食品标签，你会发现它们的碳水化合物和糖含量都很高。一条可丽福（CLIF）能量棒可能含有高达 21.5 克的糖。正如前文强调的，最好的做法永远都是在购买之前阅读食品标签。

培养新的健康习惯

本书的核心是重新构建你的健康习惯，包括新习惯的培养。如果你觉得虽然将水果和蔬菜分装作为零食听起来很棒，但自己很难执行，那就试着寻找让自己行动起来的方式吧。每隔几天就找时间打包一些健康的零食，可以常温放置的零食专门放

---

1 比如盐或老湾（Old Bay）调味料。

在家里一个固定的地方，需要冷藏的零食也放在冰箱的固定一角。我每次从超市回来后都会做这些准备工作。另外，你也可以和孩子一起完成这个任务，年龄小的孩子可以帮忙分装零食，如果是大一点的青少年，则可以让他们帮忙切蔬菜和水果。

该阶段用时：这是最后一步，也可能是最耗时的一步。因为午餐和零食往往是饮食中最不可控的部分，也是最难规划的部分。我建议用几个星期的时间来做调整，如果你发现同时规划午餐和零食太难了，那么就先准备零食。

再见，零食的诱惑！

你可能会发现，一旦你在饮食中减少了添加糖的摄入，你对零食的需求就会越来越少。这是因为当你摆脱糖的操纵后，身体也就摆脱了血糖和多巴胺的反复波动，而这通常是我们突然很想吃零食的原因。

我们已经完成了戒糖的七个简单步骤！把这些理论作为行动指南看起来可能很简单，但实践起来并不容易。而且在实践的过程中，你可能会遇到阻碍，从而止步不前。接下来，我们将深入讨论一些常见的阻碍，以便当你遇到障碍时知道自己该如何应对。

第五章

正确应对抗糖阻碍：
诱发因素、戒断和食欲

HANDLING THE HURDLES:
TRIGGERS,
WITHDRAWAL, AND CRAVINGS

这从来都不是一件容易的事，正如生活中任何真正有价值的事情一样。

判断事情是否"容易"往往都得通过后续观察和总结，想想你到目前为止在生活中所取得的成就，以及当时的经历和感受。大学毕业、生孩子、结婚、买房等，所有这些事情都非常困难，需要付出很多努力，不过一旦完成，事后想想就会觉得好像也没那么痛苦。

戒糖也同理。一开始并不容易，你会产生放弃的想法，但千万不要放弃，因为一旦你克服了难关，你一定会庆幸自己当初坚持了下来。在戒糖的过程中，你可能会感到一些不适，但我保证，当你真正摆脱它后，那种极大的喜悦和自豪感将伴随你一生。

让我们来看看在这个过程中我们可能会遇到哪些阻碍。首先，我们来谈谈糖的诱发因素。

最常见的诱发因素

在第四章中，我们讲到了压力、奖励和日常习惯是常见的吃糖诱因。我们将在下一章更详细地讨论该如何应对压力，因为压力是人们吃甜食或暴饮暴食的常见原因。现在，让我们来谈谈该如何处理其他诱发因素。学会识别可能导致我们嗜糖如命的诱发因素，并知道如何管理欲望和克服诱惑，是戒糖之旅中必不可少的工具！

应对措施

在你开始与诱发因素对抗之前，必须先评估对你来说什么才是诱发因素。可能你会有点迷茫，不太清楚自己的诱发因素是什么。但别担心，我会帮你梳理头绪。诱发因素往往没那么显而易见，但在评估状况，或是不经意遇到时，这些因素就会浮出水面。情境意识、应对准备、权衡利弊，这些都是你可以快速上手的方法。

建议一：识别你的诱发因素

所有的措手不及都是因为缺乏事先意识。如果能提前意识到并识别你的诱发因素，那么当你在日常生活中遇到这些因素时，才能在身心上做好双重准备。对于大多数人来说，食物会让人感到舒适，因此只要建立起新的日常习惯，让这个习惯像曾经吃甜甜圈一样让人觉得舒适，你就不必为此而苦恼。

建议二：分离

就像我之前说过的，食物可能会与舒适感、放松感以及过去的记忆联系在一起。尽管这并不健康，但可能是你唯一能做的。因此，将食物与"安抚情绪"分离开来，你才更容易养成新的习惯。随着时间的推移，你会慢慢形成新的记忆和感觉，你会想到喜爱的人、事物和地点，而这些都将与食物无关。所以戒糖还能帮你巩固友谊、赋予生活新的意义，比如，你的大脑将会变得更喜欢与伴侣一起散步，而不是驾车去买冰激凌。

建议三：列出利弊清单

你已经做了这么多，所以千万不要前功尽弃。当遇到潜在的诱发因素时，提醒自己戒糖的原因，以及想象戒糖之后的美好生活。可以列一份清单写下戒糖的利与弊，来帮助你重温戒糖对于改善健康和生活质量的影响，还可以写下要避开过去饮食中那些诱发因素的原因。例如，写下"减少糖的摄入将有助于提高注意力，这可能会让我更有成就感，让生活井井有条"。下次当你感到不堪重负，并想把糖作为解压工具时，提醒自己这样做会让你偏离目标，当你看到放弃糖的利远远超过弊（应该没有"弊"吧）时，你会发现其实诱发因素也没什么大不了的。

糖的戒断反应都有哪些

食物成瘾的戒断反应可能会令身心感到不适。研究表明，对精加工食品上瘾的人在尝试戒断时会出现戒断反应。这些戒断反应通常是不可避免的，可能包括疲劳、烦躁、悲伤、倦怠、对锻炼失去兴趣、头痛、强烈的食欲和嗜睡。好消息是戒断反应往往是短暂的，在改变饮食习惯的一两周内就会减轻。但在戒糖的初始阶段，你可能会在身体和情绪上经历难抵制高糖食品的戒断反应，当你遇到这种情况时，请提醒自己，你之所以那么渴望精加工食品，正是因为你在经历糖的戒断反应，这是一个暴饮暴食—戒断—继续暴饮暴食的恶性循环，你最初的困境正是拜它所赐，现在是时候打破这一循环了。

正如之前提到的，在减少糖摄入的前几周内，常出现的戒断反应就是易怒。千万不要用吃甜食的方式来克服这种情绪以求暂时让自己感觉好一些。出现戒断反应时，能意识到并知道如何应对非常重要。另外，当你在执行第四章中那些逐步减少糖摄入量的步骤时，慢慢戒糖会比猛然戒断的症状轻微一些。

如何缓解戒断反应

在戒除糖瘾的过程中，一些人可能会经历强烈的戒断反应，戒断反应的强度取决于你摄入的糖含量以及时间长短。不要被这些症状反应所蒙蔽，不要让它们诱使你再次投入糖的怀抱。

设想这样一种情况：你感到十分倦怠，觉得自己也许是低血糖了，于是拿起一个含糖的燕麦棒来提神，结果血糖再次升高。猜猜怎么着？你刚刚被糖循环给骗了，99% 的情况下你的血糖可能是正常的，而你感到倦怠是因为糖的戒断反应。因此，了解并识别戒断反应，就能在戒糖过程中更加了解自己。

减轻戒断反应的关键是逐渐减少糖的摄入量。研究表明，当你缓慢减少糖的摄入量时，你戒糖成功的可能性会显著增加，这对减轻戒断反应和整体健康都非常有益。尽管戒断反应会使这个过程雪上加霜，但你可以采取一些措施来对抗强烈的进食欲望。

建议一：别忘了你的长期目标

在整个过程中始终铭记自己的长期目标，不要被眼前的情况困住。

戒断反应确实很辛苦，但持续时间很短（对大多数人来说，往往只有几天或几周，研究显示它通常在改变饮食后的第 2 至第 5 天达到峰值）。通常情况下，我们必须为了未来的利益而牺牲眼前的快乐，在戒除成瘾时，常用的一种方法就是制订一个包含目标在内的计划。比如，你戒糖的长期目标可能是减肥，以减少患糖尿病和心血管疾病的风险，所以记住这个目标（以及未来目标达成后所带来的成就感），然后再想想目前的处境：减掉体重更重要？还是现在就吃掉一盒冰激凌更重要？戒断带来的不适只是暂时的，所以不要忘记未来的丰厚回报。

建议二：得到社交网络的支持

应对戒断反应的另一个关键是建立一个强大的社会支持网络。与家人和朋友讨论自己的问题对戒除成瘾非常有效。在戒断期间获得亲朋好友的支持，有助于防止复发，尤其是当强烈的食欲袭来时，来自他人的鼓励极为重要。总的来说，家人和朋友的支持和鼓励可以增强你实现目标的动力。然而，有时候我们也不知道谁会成为你支持"团队"的一员，虽然你有绝世好友和家人，但他们可能无法以你需要的方式支持你，因为他们可能并未认真对待你戒糖这件事，甚至他们可能会说"随便吃吧，你看起来很棒！"鼓励你进食，这样反而是在帮倒忙。如果是这种情况，你可能需要在朋友圈之外寻求支持，有一些比较正规的群体组织（比如暴饮暴食协会），或者聘请一位健康教练或营养师，或者找到一个朋友的朋友，也许他们过去也曾深陷食物问题，并愿意倾听你的烦恼。那些有过亲身经历的人更能从自己的经验和视角出发，对遇到相同境况的他人给予最大的支持和理解。

建议三：正念练习

除了社会支持外，正念练习也会有所帮助。很长一段时间以来，我一直对正念的效益持反对态度，这主要是因为我不理解正念究竟是什么。它有很多种形式，不过本质上是静止和专注的艺术。你可以坐在椅子上专心呼吸，或者抚摸宠物，或者一次专注于一项任务来练习正念。它也有一些专门的练习方式，比如瑜伽或冥想，对于很难保持专注的人来说，这些专门的正念练习效果可能更好。瑜伽的伸展和流动可以刺激血液循环，缓解紧张，减少肌肉疼痛。正念练习可以帮你更好地理解戒断过程中出现的情绪反应。研究显示，正念冥想可以有效降低焦虑、身体疼痛和抑郁，这些都是常见的戒断反应。

当你试图分散注意力使自己远离糖戒断反应时，或者当食欲来袭时，专注于其他事物也是一种方法，可以让你暂时远离与成瘾有关的负面思维。

建议四：提前计划

尽管并非每个人都会出现戒断反应，但提前计划总是一个明智的选择。在戒断反应发生之前就想好应对策略，可以让你更加从容不迫。当你想吃东西时，不是打开一袋饼干，而是换成一把杏仁、胡萝卜或一块水果（翻到第146—151页，查看经科学证实的有效对抗糖戒断反应的食物清单）。如果感到烦躁不安，可以准备好能让你放松下来的沐浴用品，好好地泡个澡。这样的例子还有很多，比如你可以尝试一项新的健身课程或与孩子们玩游戏，运动在戒糖过程中扮演了极其重要的角色，锻炼不仅可以让大脑分泌内啡肽和其他使人愉悦的化学物质，还是一种很好的解压方式，能放松你的全身心。你需要根据自己的情况想好应对方案，这样当戒断反应突然造访时，你就可以立刻采取行动。如果你的戒断反应非常严重，比如剧烈的头痛，你可以把它当成一般的头痛来对待，用非处方药（布洛芬）来缓解头痛。最后，不要忘记睡眠，早点入睡可能是应对糖戒断反应的最好方法，当你得到足够的休息，你会更容易控制自己的欲望。

建议五：改变你的"奖励"观念

我们大多数人都被现代社会驯化，将高度加工、含糖量高的食品视为"奖励"，这种情况通常被称为奖惩错位综合征（Displaced Reward-punishment Syndrome）。在我们很小的时候，这种行为就一直被强化，父母会说："如果你把西蓝花吃完，你就可以吃一块蛋糕。"从这些早期的互动中，我们形成了这样一个观念，即健康食物是一种惩罚，而不健康的食物才是一种奖励。这种条件反射可能会渗入我们日常生活的点滴，结果我们就会用对身体有害的食物来奖励自己。而意识到这一点，我们就可以改变这种思维，战胜对甜食的渴望。

幸运的是，有很多方法可以克服奖惩错位综合征，以实现健康的长期目标。其中一种方法就是要意识到，把这些不健康且营养匮乏的食物作为奖励，完全是过时的想法，且对身体十分有害。此外，你可以用天然食物列一份你最爱的食物清单，这样有助于你重新制订一份健康的食物奖励表。这个过程可以改变你对食物的态度，让你意识到健康食物才是对身体的真正奖励，而不是那些高糖食物。

抑制食欲

正如我在第三章中讨论的，人会自然而然地产生食欲。有时，身体出于生理需求而渴望某些食物，比如当血糖偏低或缺乏某种微量营养素时。食欲也可以是享乐型的，比如我们渴望食物是因为进食带来的愉悦感。享乐型食欲解释了为什么我们经常渴望巧克力和甜食，这是因为大脑记得这些食物给它带来的快乐。

摄入过多的含糖食物可能会改变大脑的奖赏机制。不幸的是，在戒除糖瘾的过程中人难免会想吃糖。糖瘾来袭时，克服戒断反应和对糖的渴望可能会相当困难。虽然这是正常的必经阶段，但了解一些技巧能让你好受一些。接下来我就来介绍这些方法。

选对食物，控制食欲

当你很想吃东西时，与其把手伸向甜食，不如吃一些别的东西，有效控制食欲。用健康的食物来代替精加工食品，这样既能满足食欲，也有益于健康。让我们来看看有哪些健康食物可以选择。

高蛋白食物

当你突然想吃甜品时，高蛋白食物是最理想的选择，这样既能满足食欲还能降低你对糖的渴望。富含蛋白质的食物糖分都不高，海鲜、鸡肉、坚果、水果、蔬菜和鸡蛋等食物含有大量蛋白质，更容易让人产生饱腹感。

当身体感觉饱和满足时就会产生饱腹感，而高蛋白食物可以带来更长时间的饱腹感。用蛋白质替换甜食的机制在于，它能消除你过度纵食的冲动，因为鸡肉、牛肉、鱼类和鸡蛋这类食物能让你的身体真正感到满足，让你不会为了享乐而吃东西。

通常高蛋白食物并非只含蛋白质这一种营养素，它往往还富含其他营养物质，包括烟酸、硫胺素、核黄素、维生素 B_6、维生素 E、铁、锌和镁等，所以每当我们摄入高蛋白食物时，也会同时摄入脂肪、纤维以及更多其他物质，对健康产生积极影响。例如，一杯煮熟的扁豆不仅能为身体提供 18 克蛋白质，还含有 15 克膳食纤维，且扁豆中没有饱和脂肪或钠。食用蛋白质类食物能为我们提供长久的饱腹感，同时还富含其他有益健康的营养物质。

优质的高蛋白食物有鸡肉、海鲜、鸡蛋、坚果，还有新鲜的水果和蔬菜。

鸡肉。一块中等大小的烤鸡胸肉能够为身体提供 17.8 克蛋白质，以及其他多种维生素和矿物质：16.8 毫克镁、211 毫克钾、18 微克硒和 4.2 微克叶酸。鸡肉被称为完全蛋白质，这意味着它能为身体提供 9 种必需氨基酸。

海鲜。一块中等大小的烤三文鱼鱼排可以提供 58.6 克蛋白质、20.4 克钙、1 050 毫克钾、10.7 微克维生素 B_{12} 和 90.8 微克维生素 A。三文鱼也富含欧米伽 3 脂肪酸，每条鱼提供的欧米伽 3 脂肪酸量取决于它所吃的食物，但平均而言，三文鱼可以提供 1.24 克 DHA 和 0.58 克 EPA。

鸡蛋。两个炒蛋可以提供 12.5 克蛋白质，鸡蛋也是一种富含各种微量营养素的完全蛋白质。两个鸡蛋含有 56 毫克钙、35 微克叶酸、2 微克维生素 D、0.433 毫克核黄素和 1.28 毫克锌。由于鸡蛋的蛋白含量高，同时富含维生素和矿物质，所以能促使人产生饱腹感。

坚果。尽管坚果是不完全蛋白质，不能提供身体所需的九种氨基酸，但它仍然含有人体必需的大部分氨基酸。一杯未剥壳的开心果大约含有 26.1 克蛋白质，此外还含有 12.8 克纤维、1250 毫克钾、5 毫克铁、582 毫克磷、2.91 毫克锌、1.7 毫克烟酸和 3.71 毫克维生素 C。坚果很顶饱，富含营养物质，而且种类还非常丰富，包括花生、腰果、巴西坚果、夏威夷果、核桃和山核桃。

蔬菜。许多蔬菜可以提供蛋白质并维持饱腹感。例如，一杯绿豌豆（生）可以为身体提供 7.86 克蛋白质、2.13 毫克铁、354 毫克钾、36.2 毫克钙、2.61 微克维生素 C 和 3.03 毫克烟酸。西蓝花也不错，一杯切碎的西蓝花含有 2.6 克蛋白质，并且维生素 C 和维生素 K 的含量完全可以满足每日所需。

那水果呢？接下来我们就来讨论水果的益处，但水果的蛋白质含量往往不如蔬菜、坚果和豆类食物。

自带甜味的水果

当你想吃甜食时，除了碳水化合物和添加糖类食物外，你还有更健康的选择。水果是天然的糖分来源，能帮你抑制对糖的渴望，每种水果的甜度各不相同，包含多种健康益处，是比添加糖更好的甜食选择。

水果富含膳食纤维、抗氧化剂、维生素和矿物质等，这些成分都对抗糖至关重要。其中，膳食纤维有助于增强饱腹感，减少进食量和进食频率，还有助于排便，减少消化问题；抗氧化剂有助于中和自由基，自由基可能会损害体内细胞，引发癌症等疾病，抗氧化剂则可以防止自由基造成的细胞损害，降低此类疾病的发生风险；多酚是水果中的另一种化合物，能巩固抗氧化作用，多酚可保护细胞免受紫外线辐射和病原体的侵害，研究表明，富含植物多酚的饮食结构能预防多种疾病，如癌症、骨质疏松症、心血管疾病、糖尿病和神经退行性疾病等。维生素和矿物质的功效非常多。维生素 C 是水果中常见的维生素，有助于增强身体的免疫系统，促进胶原蛋白的合成，有利于结缔组织的生长。钾的作用与钠相反，钾有助于降低血压，降低患高血压、中风和心血管疾病的风险。B 族维生素，包括烟酸、硫胺素和核黄素，都有助于能量代谢，保持 B 族维生素的正常水平对人体能量平衡和新陈代谢非常关键。

最甜的十二种水果（按甜度排名）分别是：葡萄、樱桃、杧果、香蕉、苹果、梨、猕猴桃、菠萝、李子、桃子、橙子和杏子。不妨在家中常备这些水果，将它们加入你的饮食中，帮助控制你对糖的渴望。

 1 葡萄

一杯（容量约为 237 毫升）葡萄的铜含量为每日推荐摄入量（下文简称 DV）的 21%，维生素 K 含量为 DV 的 18%，核黄素含量为 DV 的 8%。它还含有 1.4 克的膳食纤维，大约占 DV 的 6%，有助于维持血压健康和降低胆固醇。

 2 樱桃

一杯樱桃含有 3.15 克膳食纤维，有助于让你产生饱腹感，其维生素 C 含量为 DV 的 18%，钾含量为 DV 的 10%，铜含量为 DV 的 5%，它还富含抗氧化剂，可以增加褪黑激素的分泌，从而改善睡眠质量。

3 杧果

一杯杧果的维生素 C 含量为 DV 的 67%，铜含量为 DV 的 20%，叶酸含量为 DV 的 18%。杧果还含有叶黄素和玉米黄素，这两种抗氧化剂已被证明可以保护眼睛免受蓝光的伤害。

 4 香蕉

一根香蕉的维生素 C 含量为 DV 的 12%，铜含量为 DV 的 11%，钾含量为 DV 的 10%，膳食纤维为 3 克，约占 DV 的 12%，可促进消化，改善肠道健康。

 5 苹果

一个中等大小的苹果的膳食纤维含量为 DV 的 25%，维生素 C 含量为 DV 的 10%，钾含量为 DV 的 5%。苹果中的多酚有助于降低心血管疾病的风险，多酚还具有抗癌和抗病毒作用，有预防阿尔茨海默病的作用。

 6 梨

一个中等大小的梨的铜含量为 DV 的 16%，维生素 C 含量为 DV 的 12%，维生素 K 含量为 DV 的 5%，且富含花青素等抗氧化剂，有助于降低患 2 型糖尿病的风险。

 7 猕猴桃

一颗猕猴桃的维生素 C 含量为 DV 的 62%，维生素 K 含量为 DV 的 23%，钾含量为 DV 的 5%，膳食纤维含量为 2.1 克，约占 DV 的 8%，含有抗氧化剂叶黄素和玉米黄素，可保护眼睛免受蓝光伤害，并且有助于排便。

8 菠萝

一杯菠萝的维生素 C 含量为 DV 的 131%，锰含量为 DV 的 76%，维生素 B_6 含量为 DV 的 9%。菠萝里的菠萝蛋白酶有助于缓解骨关节炎和腹泻，并能增进抗生素的吸收，菠萝蛋白酶还被证实能诱导细胞凋亡，具有一定的抗癌作用。

9 李子

一个李子的维生素 C 含量为 DV 的 10%，维生素 A 含量为 DV 的 5%，钾含量为 DV 的 3%，具有抗氧化、抗炎和抗过敏的功效，与保护骨骼健康、认知功能和降低心血管疾病风险有关。

10 桃子

一个桃子的维生素 C 含量为 DV 的 17%，维生素 A 含量为 DV 的 10%，钾含量为 DV 的 8%，有助于消除水肿并滋养皮肤。

11 橙子

一个橙子的维生素 C 含量为 DV 的 95%，膳食纤维含量为 DV 的 10%，叶酸含量为 DV 的 9%，含有橙皮苷和柚皮素，橙皮苷已被证实可降低高血压患者的收缩压和舒张压，而柚皮素已被发现可以保护心血管细胞免受氧化损伤。

12 杏子

两个杏子的维生素 C 含量为 DV 的 8%，维生素 E 含量为 DV 的 4%，另有一定含量的钾，维生素 C 和维生素 E 都能护眼。

抗糖必备的食物清单

摄入高蛋白食物和自带甜味的水果，比如我上面推荐的那些，有助于控制你对甜食的渴望。不过我还有一些秘密武器可以帮你对抗糖瘾！有些食物已被证明有助于减少想吃甜品的欲望，这些食物在超市里都很容易买到，你可以家中常备它们。

抗糖食物 1：浆果

是的，浆果属于水果类，但它们值得拿出来单独讨论，因为其神奇之处并不在于甜度，而在于其对人体的健康功效。浆果含有大量的膳食纤维，是低 GI 食物。与其他含糖量高的水果相比，浆果不会引起明显的胰岛素波动。吃浆果可以减少你对甜食的渴望；与其他水果相比，浆果的含水量也较高，吃浆果的同时可以增加水分摄入；此外，浆果含有多酚，嗜糖会引发肠道炎症并使人嗜甜成瘾，而多酚已被证实可以减少肠道内的炎症，通过减少这种炎症，可以帮助人抵制对甜食的欲望，逐渐克服糖瘾。你可以自制浆果果酱、制作水果茶，或配酸奶吃，这些餐点都可以很好地对抗糖瘾并增加水分摄入。关于一些浆果类的食谱，可以参考蓝莓燕麦松饼（第 219 页）、坚果和浆果冻酸奶（第 217 页）以及草莓杯子蛋糕（第 215 页）的食谱。

抗糖食物 2：牛油果

牛油果和浆果一样，虽然也是水果的一种，但也值得拿出来单独讨论。牛油果特有的脂肪和膳食纤维组合被证实可以有效减轻饥饿感。在一项临床实验中，研究人员用牛油果取代了传统的高碳水低脂早餐，结果发现，摄入牛油果后，人的大脑分泌了更多与饱腹感有关的激素，也就是说，牛油果可以减少饥饿感，从而帮助我们对抗糖瘾。当身体得到牛油果中单不饱和脂肪和纤维的充分滋养时，我们就不会渴望甜食了。如果不喜欢牛油果，你可以试试将它制成牛油果酱或将它加入果昔中，赋予食物奶油般的口感，同时还能获得其健康益处。请参见下列牛油果食谱：椰香牛油果青柠汤（第 193 页）、鹰嘴豆牛油果三明治（第 198页）和酿牛油果（第 200 页）。

抗糖食物 3：开心果

近几十年来，人们都知道吃坚果有助于改善身体健康，包括有效降低 BMI 及心脏代谢相关的生理生化指标。开心果便是其中一种，它可以很好地替代甜品，促进身体健康。开心果富含蛋白质，这对缓解糖瘾非常重要——蛋白质由氨基酸组成，这些氨基酸能帮助构建脑中糖上瘾的通路，当大脑中的神经递质水平和激素正常时，就可以抵制想摄入糖果、饮料等不健康食物的欲望。一项最近的研究表明，经常食用开心果与控制体重和其他心脏代谢健康有关，包括降低血压，而且，它能有效减少甜食摄入，因此，当你下次想吃甜品时，不如抓一把开心果来吃，或者吃一包含有开心果的无糖混合坚果。开心果食谱参见坚果和浆果冻酸奶（第 217 页）。

抗糖食物 4：奇亚籽

奇亚籽富含对身体及代谢至关重要的必需脂肪酸，属于完全植物蛋白，含有完整九种必需氨基酸，所以奇亚籽具有很高的生物价（HBV）。高生物价的蛋白质更容易被身体吸收和利用，从而控制对糖的渴望。最后，奇亚籽的脂质成分已被证明可以防止血糖飙升，有效降低血脂。对于那些对糖上瘾的人来说，奇亚籽的功效可不仅仅是能够短期作用于特定的生理系统，而是对整体健康具有长远的益处。奇亚籽确实是一种可以帮助抑制食欲的好食材，可以将其撒在面包抹酱中、加到燕麦片里，或单独制成奇亚籽布丁，美味的同时又能帮助抑制食欲。有关奇亚籽的食谱参见无糖即食麦片（第 183 页）。

抗糖食物 5：鹰嘴豆

豆类是全世界最健康人群的饮食中最常见的主食，包括地中海地区，豆类富含纤维和植物蛋白，其中鹰嘴豆营养丰富，是对抗糖瘾的好选择，它本身几乎没有味道，吃法多样，每 100 克鹰嘴豆可以提供 18 至 22 克的膳食纤维。膳食纤维分为水溶性和非水溶性两类，而鹰嘴豆两种都有，非常有益于打造肠道微生物群的多样性，而肠道微生物群的多样性可以改善肠—脑连接的信号通路，有效向大脑发出饥饿和饱腹信号，从而帮助人控制食欲。关于鹰嘴豆食谱，可以试试鹰嘴豆牛油果三明治（第 198 页）、橄榄鹰嘴豆泥（第 224 页）和老湾烤鹰嘴豆（第 207 页）。鹰嘴豆的吃法五花八门，你还可以大胆用鹰嘴豆替换其他食材，比如比萨饼皮和酱料。

抗糖食物 6：燕麦

燕麦是一种非常棒的全谷类食物，既有快碳（消化和吸收速度较快的碳水）又有慢碳，能为身体提供能量并缓解疲劳。疲劳感是人们想吃糖的主要原因之一，当我们感到疲惫时，身体会渴望快速补充能量（如糖）。然而，燕麦对身体的益处不仅是快速补充能量这么简单，燕麦中含有一种可溶性膳食纤维 β 葡聚糖，β 葡聚糖已被证明可以降低餐后血糖以及胆固醇水平，能帮助身体对抗糖瘾并保持正常的血糖水平。燕麦可以加到许多餐点中来替代传统的白面粉，料理上可以用搅拌机将燕麦打成细粉，然后用燕麦粉勾芡或炖菜。关于燕麦食谱参见：无糖即食麦片（第183 页）、燕麦早餐饼干（第 188 页）和蓝莓燕麦松饼（第 219 页）。

抗糖食物 7：橄榄

橄榄中的多不饱和脂肪酸（PUFA）与碳水化合物相结合已被证明可以调节体内葡萄糖稳态和胰岛素平衡。这对摆脱糖瘾来说意味着什么呢？我们的身体将葡萄糖用作主要能量来源，虽然葡萄糖是身体必需的，但停留在血液中的葡萄糖却是有害的，而胰岛素会向身体发出信号，告诉身体应该将血液中的葡萄糖吸收到细胞中去，但饮食中摄入过多糖分的人群常常会出现胰岛素抵抗，从而使这条葡萄糖代谢的通路失灵。另外，PUFA 也可以促进心脏健康和延年益寿。可以用橄榄制作橄榄酱，和奶酪一起加入沙拉中让餐点的美味升级，空口吃也是一种很棒的零食，或者可以试试亚麻籽饼干配橄榄鹰嘴豆泥食谱（第 224 页）。

抗糖食物 8：红薯

红薯与土豆的营养价值相差无几，但就微量营养素来说，红薯更胜一筹。红薯中含有类胡萝卜素，它是一种非活性型维生素 A，长期摄入类胡萝卜素能够改善认知功能。红薯还可以预防与生活方式相关的疾病，包括眼部问题和癌症，此外，红薯还能影响大脑的调节作用，转变我们对甜食的欲望。大脑利用神经传导和激素来影响我们的情绪和身体功能，糖会刺激让人快乐的神经化学物质——多巴胺的分泌，而维生素 A 有助于减少对糖的渴望以及调节多巴胺分泌。烤红薯就是一道简单的料理，可以搭配蛋白质一起食用，你也可以提前烤好一周分量的红薯作为下周的餐食，这样既节省时间，又能有效控制自己对甜食的欲望。

抗糖食物 9：希腊酸奶

无糖希腊酸奶富含蛋白质，可以作为高脂调味品（如酸奶油）的健康替代品。希腊酸奶中的蛋白质是完全蛋白质，可以保持较长时间的饱腹感，因此可以避免在晚上想吃甜品。一项荟萃分析研究了蛋白质对食欲的影响，发现含有完全蛋白质的餐食比蛋白质较低的餐食更能增加人的饱腹感，从而帮助人改善 BMI 和代谢综合征。长期喝希腊酸奶可以减少糖的摄入量。一个常见的吃法就是用希腊酸奶制作蔬菜蘸酱。希腊酸奶食谱可以参见红椒卷烤蛋（第 187 页）和无糖牧场蘸酱（第 213 页）。

抗糖食物 10：螺旋藻

螺旋藻是一种营养丰富的藻类，通常经过干燥后制成粉末以备食用。它含有多种维生素和矿物质，也有证据表明螺旋藻能减少食欲、降低血脂水平。在一项安慰剂对照研究中，研究人员使用螺旋藻以观察其对食欲和血脂的影响，结果显示，当参与者每天摄入 1 克的螺旋藻时，其食欲显著降低。当总体食欲下降，身体不再贪恋那种靠甜品带来的高血糖冲击，人也就不会再对甜品如此痴迷了。在制作果昔时加入一些螺旋藻粉，可以让营养更丰富，还能有效控制糖瘾。如果不喜欢藻类的"土腥味"，可以将其与牛油果酱、土豆泥、美乃滋酱和番茄酱混合在一起，这样就尝不出它本身的味道了。

告别添加糖并用抗糖食物作为替代品，只是一个简单的抗糖方法，生活中依然有许多诱发因素和其他重要机制会在即使没有糖的情况下干扰大脑运作。当然，选择正确的食物来抑制食欲，了解糖戒断反应，这些都大有裨益。但是，生活中难免会遇到一些挑战。下一章我们将深入探讨三大挑战（三个 S）：压力（stressors）、挫折（setbacks）和社会压力（social pressures）。

第六章

如何管理三大挑战：
压力、挫折和社会压力

HOW TO MANAGE THE THREE S'S:
STRESSORS, SETBACKS,
AND SOCIAL PRESSURES

现在你已经了解了戒糖的具体步骤，你已经在成功的道路上迈出了重要的一步。不过，想要落实这些步骤并不容易，在"知"和"行"之间还有大量的工作要做，还需要付出大量的努力。但请记住，成功的秘诀在于：让健康目标生活化。很多时候，一些不可避免的挑战会阻止我们实现目标。在本章中，我将提供一些方法以帮助你应对抗糖之路通常都会面临的三大挑战：压力、挫折和社会压力。我在整本书中已经提及过这些话题，但在本章中，我会提供一些具体的建议和指导，以便让你在遇到这些问题时应对自如。

压力管理

我们每个人都有压力，这很正常，压力能帮助我们更好地生存下来，没有压力我们是无法活下去的。人类的大脑天生就会处理环境中的压力源，并对其作出"战斗"或"逃跑"反应。这种"战斗或逃跑"反应继承自我们的祖先，是一种进化适应特征。在捕猎和采集时代，人类经常会遇到威胁生命的压力源，比如猛兽，这个压力源（猛兽）会在大脑和身体内引发一系列反应，要么给予我们能量和意志力去战斗，要么告诉我们迅速逃跑。

　　与祖先一样，现代人也面对很多方面的压力源，我们会针对压力做出回应，保证基本生存。但如今的问题是：一方面，对于大多数人来说，日常压力源并不会危及生命；而另一方面，我们的大脑还没适应现代的步调，在面对工作、家庭、社交、经济等慢性压力时，我们时常会感到不堪重负，而且大多数时候我们无法很好地处理这些压力。正如第四章所讨论的，压力会影响我们的食物选择，在很多情况下，人们用食物作为"自我治疗"的方式，以此来应对生活中或大或小的压力源。为什么我们会这样做？因为它的确有效。当你面对复杂的任务不知从何下手时，吃一块甜点会导致多巴胺水平急剧上升，让你瞬间感到放松，感觉有能力继续工作下去。研究表明，当人们感觉到压力时，会更频繁地食用高脂高糖食物。于是，一种恶性循环开始了：压力刺激皮质醇分泌，而皮质醇又刺激食欲。在面对压力时，这些美味的食品会带来一种短暂的愉悦感，分散我们对压力的注意。

　　若是不想让压力控制自己的饮食，首先就要正确评估你的压力源。在大多数情况下，让自己感到"有压力"的事情并不是真的具有威胁性，而是取决于你对压力源的评估。容我详细解释一下。

　　当我们遇到任何形式的压力源，首先会对它进行初步评估。这是一种非常快速的心理反应，来判断这个压力源是否真的会对我们构成直接威胁。例如，如果你在周末收到上司发来的"紧急"邮件，那么在你的初步评估中，这可能会成为一个潜在的压力源。

　　然而，我们需要更多的信息来对压力源进行更符合实际的评估，也就是需要二次评估。在这一步，我们会花一些时间来思考事件的内容以及过去是否有类似的处理经验。继续以收到老板"紧急"邮件为例，如果你手头上刚好负责一个大项目，截止日期为星期五，之前的工作中从未收到过上司的邮件，更别说"紧急"邮件了，于是此时你可能隐隐感到事情不对，并开始感到压力来袭。但是，如果上司正在为同事筹备当晚的惊喜生日派对，于是你就猜到可能这封"紧急"邮件是与生日派对有关；再或者，如果你的上司经常习惯在周末发送搞笑电子邮件，你可能会觉得这封"紧急"邮件只是他和大家开的玩笑罢了。

是否应该检查皮质醇水平？

我们知道皮质醇与压力和食欲有关，你可能会想检测一下自己皮质醇水平是否异常。你可以在网络上购买由科学实验室提供的皮质醇测试套餐，但如果去医院的话，医生通常只会在为了排除某些疾病的情况下才为你开具测试单。那么你应该去做皮质醇检测吗？我认为不需要。皮质醇的水平是动态变化的，在一天之内会反复波动，所以，如果你想知道自己是否感到"有压力"，不能仅通过检测皮质醇水平来判断。其实，最好的办法就是减少生活中的压力，并学会更好地管理压力，这样你的皮质醇水平就会恢复正常。

当你遇到压力源时，与其直接回应让压力升级，不如按下暂停键，退一步反思。很多时候，本来有压力的事情，当你退一步反观大局时，就会发现其实事情并没有那么复杂，但我们却时常给自己制造焦虑。

压力管理小贴士

TIP 1：增加身体活动

当你感到压力很大，很想大吃甜品时，让身体动起来可能是个好办法。一项研究发现，身体活动量大的人在应对压力时会选择更健康的食物。并不是说他们不会吃高热量食物（他们偶尔还是会吃点甜品的），但总体来说，比起活动量较低的人，他们会在饮食中摄入更多的水果和蔬菜。即使运动并不会直接影响我们吃什么蔬菜，它也可以成为我们积极应对外部压力的一种方式，而不是让我们转向甜品。尽管在感到压力时我们通常不会想运动，但研究表明运动可以调整情绪，减少我们对压力的感知，同时改善生活质量。由于情绪和饮食行为密切相关，十分钟的运动就能见效。此外，研究表明，定期运动的人在遇到心理压力源时，也会分泌较少的皮质醇。如果你很容易因为无聊而不是压力而进食，那么运动对你来说也是一个很好的分散注意力的方式。如果你发现自己一到晚间就百无聊赖，那你可以尝试在晚上锻炼，如果高强度运动不适合你，那么散步也行，这样你就不会因为无聊而吃甜品了。

TIP 2：打造健康的人际关系

沟通往往是应对所有压力源的关键，尤其在你想借助吃东西来缓解压力的时候。我们可以试着审视自己和亲人朋友的沟通方式，问问自己，为什么在面对压力时要选择食物而不是朋友呢？打电话给朋友聊聊天，或者与伴侣沟通交流，这样不仅有助于减压和降低皮质醇水平，还能分散我们对甜品的注意力。有研究表明，如果青少年在生活中没有朋友，其饮食行为及对身材的满意度也会受到影响，从而使压力水平更高，陷入"饮食失调—感到压力"的恶性循环中。通过建立亲密和稳固的社会关系，你的无糖旅程会走得更长远。

TIP 3：学习其他应对压力的方式

除了吃东西之外还有很多应对压力的方式，找到饮食之外的应对方法可以增进你的心理健康。近些年来，有许多研究探讨了与正念练习相关的饮食模式和健康饮食。那么，什么是正念练习呢？

正念练习包括呼吸练习、伸展运动、冥想或写日记，也可以是拼图或字谜、缝纫、做手工或做清洁。重点不在于具体进行什么活动，而是让你的大脑忙起来。科学家们发现，冥想和正念练习可以预防暴饮暴食，促进健康生活方式的养成，远离情绪化进食。如果能把这些练习融入日常生活，就能促进脑健康，从而有效舒缓压力。世界上可不是只有糖才能给我们带来多巴胺冲击，瑜伽也可以！

TIP 4：高质量的睡眠

睡眠与健康的许多方面息息相关，包括压力水平。充足的高质量睡眠（即深度睡眠）能让我们的身体充满活力，从而更好地迎接无糖生活。正如我们之前讨论的，糖是一种快速的能量来源，当晚上睡眠不足时，人常常会在白天产生对糖的渴求。失眠还可能增加与生活方式有关的疾病的风险，再加上因睡眠不足引发的不良饮食行为，这无疑是雪上加霜。有许多工具可以帮助你每晚获得充足的睡眠：避免在睡前两到三个小时内进食；睡前停用电子设备；在需要长时间看屏幕时戴上蓝光防护眼镜等。这些方法都有助于改善睡眠质量，减少压力，从而帮助你减少对甜食的渴望。吃糖可能会干扰睡眠，因此选择无糖饮食有助于晚上获得更好的睡眠，让你在第二天早上精神焕发。

挫折管理

你是否记得在第四章我们说过"生活不是线性发展的"。无论是职业生涯、人际关系，还是在健康方面，我们都会遇到挫折。

你可能以为自己完全可以控制自己的饮食，但当你仔细考虑，你会发现其实你要吃的食物清单早就被预设好了，也就是说背后的主宰者其实并不是你自己，那么"他"究竟是谁呢？是食品环境！

食品环境是公认的肥胖流行的罪魁祸首。由于我们当前的食品环境充斥着高热量和高糖的精加工食品，因此即使你想避免摄入糖分，也很难不落入重重陷阱。你可能以为食品环境只包括我们生活中的采购或就餐场所，比如可以随时买到零食的便利店，工作地点附近的餐馆，或是日常采购食材的超市。然而，地理环境只是食品环境的一部分，它和食品的价格、便利性、吸引力和可获取性，共同构成了现代食品环境，而且食品环境同时受到社会文化背景、商机、营养质量、国家政策和经济状况的影响。我们每个人的饮食环境都与这些方面紧密相关，所以当我们选择高糖食品时，并不意味着我们意志力不足。

理解挫折

　　虽然我个人更喜欢用"挫折"这个词，但在这里"挫折"指的是"失误"和"复发"。失误是指暂时的错误，而复发则是指在改善了一段时间后又恢复到以前的状态。换句话说，失误就像是早餐吃了一个甜甜圈，但随后立即调整，重新回到正轨；而复发则是因为一个甜甜圈导致你放弃努力，恢复到以前的饮食方式。人们会因为各种原因出现失误和复发，而负面情绪和压力是常见的诱因，就像处于"高风险"的场景会让你失控一样。"高风险"场景可以是路过你最喜欢的面包店，或者是买了一桶冰激凌回家。虽然完全避免外部诱因是不可能的，但学会如何识别诱因并调节自己的应对方式，对于防止失误演变成复发至关重要。

应对挫折的技巧

TIP 1：记录你吃了什么和你的感受

　　当你听到"情绪化进食"这个词时，别忘了，它不仅适用于负面情绪，实际上，人们在开心的时候也会想吃东西。想要找到可能引起饮食失控的潜在诱因，第一步就是记录自己会在什么情况下情绪化进食。虽然这可能会占用一定的时间，还会让人觉得有点麻烦，但记下你吃了什么以及你当时的情绪已被科学证实是非常有效的措施。有相关研究表明，自我监控对防止饮食反弹至关重要。那些减肥成功并保持体重的人更愿意记录自己一天中吃的东西，并找到自己饮食失控的时刻。通过主动去观察这些情绪和情绪化进食发生的时间点，正面应对负面情绪和情绪化进食才是解决之道。虽然说起来容易做起来难，但开始迈出第一步非常关键。如果你发现自己一沮丧就想吃东西，那现在就去努力打破这个恶性循环吧，你可以尝试用运动来代替吃东西，或者打电话给亲密的朋友或家人，如果你不喜欢与他人分享自己的感受，可以尝试写作或记日记，这也是一种有效的情绪发泄方式。

TIP 2：不要把甜食带回家

如果你没有在冰箱里准备喜欢的甜食，那么糖对你的诱惑自然就会消除。因为通常来说，人在想吃东西的时候都懒得出去买。但对于喜欢冲动消费的人来说这可能很难，所以如果你恰好是这种人，最好的做法就是在采购前制订一个详细的购物清单，只按需购买。然而，如果你去超市前还没来得及列购物清单，你可以尽量只逛超市的外围区，因为大部分含糖的加工食品都集中在超市中间的货架上，例如早餐谷物、包装蛋糕和饼干、调味酱料，虽然不是所有超市都是这样，但大多数超市的外围区通常都放着蔬菜和富含蛋白质的食物，而不是含糖饮料和薯片。

但是，如果你不能把家里的含糖食物统统清除，比如你的室友想要在家中常备饼干，在这种情况下，我建议制定一些关于食物储物柜以及冰箱的使用规则。可以让你的室友设置他们自己的置物区（如果可以，最好是高处，或者你不容易看到的地方），那么对这些区域你就要敬而远之，这样，当你想吃东西时，你也没法去拿室友的食物。

TIP 3：寻求支持（无论在家还是工作场所）

健康行为的养成往往离不开亲朋好友的支持。实际上，社会环境对健康饮食的影响比物理环境更大。他们的支持可以是实用性的，比如给你提供食物或具体的饮食计划；也可以是精神上的，比如为你加油鼓劲，帮助你坚持下去。还有一种方法就是，找到一个与你一起抗糖的队友，这个人可以是你的伴侣或朋友。研究表明，在饮食方面获得支持后，人们往往更容易做出健康改变。当你有了可以并肩作战的伙伴，单调的任务就会变得趣味十足，一起去采购食材、一起烹饪，或是一起参加健身课程，这些都会让你的戒糖过程更容易。

TIP 4：计划好饮食（所有）

现代人的生活节奏非常快，总是觉得时间不够用。研究发现，随着上班族（实际上很多人都如此）准备餐食的时间减少，他们对便捷食品和外卖的需求也日益增加。然而，这种行为对健康极为不利。研究显示，相比于每周只在家吃饭三次的人，每周在家吃饭超过五次的人更不容易超重或肥胖，而且体脂率也较低。不过现实数据却不容乐观，据估计，在某些地区，有些人日常饮食的 30% 到 40% 的热量皆来自方便食品和外卖。

这就是提前计划饮食的意义。虽然工作时点外卖或吃方便食品是更简单的选择，但在家准备的食物通常比外面的食物更健康，上班时带着自己准备的食物可以有效抵御外界高糖饮食环境的诱惑。如果你自己准备了食物，那么即使你的办公室休息区摆着零食，你也不会在饿的时候把手伸向它。假如接下来几天你会连续加班，提前准备好食物就可以省下很多时间和精力，可以多准备几份冷冻的餐食。关于适合冷冻的餐点食谱，可以参考蓝莓燕麦松饼（第 219 页）、椰香牛油果青柠汤（第 193页）或红椒卷烤蛋（第 187 页）。一般来说，调味类食物（比如辣椒）和汤类都适合冷冻，因为复热时不会变干以至于影响口感。自制汉堡（夹入蔬菜或肉类）、烤鹰嘴豆饼和一些慢炖锅食谱也是适合冷冻的低糖餐食。如果你不太喜欢下厨房，准备几袋冷冻蔬菜也是非常不错的办法，可以直接省略洗菜、切菜和烹饪的步骤。如果你不喜欢吃复热后的食物，那也要提前规划好这几日的晚餐，比如菜肉馅煎蛋饼、混合沙拉即食包（不要选择含糖果干及甜沙拉酱的）配一罐金枪鱼或鲑鱼罐头作为蛋白质，或中式的蒸菜类外卖都是方便且低糖的餐食选择。

TIP 5：坦然接受挫折并继续前进

尽管我们已经做好计划并准备好了一切，但 99.9% 的人都会遇到各种小挫折。然而，请记住，遇到挫折并不意味着失败。挫折只是暂时的，当你面对挫折时，可能会感到无路可选，但你始终可以让挫折成为暂时的过客，而不是让它永永远远地击败你。

从你踏上无糖之旅的那一刻起，就要做好准备，不要给自己设定一个不切实际的目标。保持低糖饮食将会是一个长期挑战，偶尔出现一些小失误再正常不过了，重要的是你如何处理并克服失误。通常以减肥为目标的人会对减肥成功抱有不切实际的预期，如果你当初控糖是为了减肥，记住不要因为中途的小失误而自责，也不要把它视为失败，相反，把它视为一次学习经历，这样你下次遇到类似情况时才会更好地应对。当你感到沮丧时，可以记录下来或与朋友聊聊天，不要继续内耗，让这个小插曲继续发酵。有时，通过与人交流，你会发现事情并没有你想象的那么糟糕，你完全可以振作起来，继续前进。

与此同时，找出引发这些失误的因素也很重要。是因为你和谁在一起，还是独自一人？是遇到情绪问题了吗？还是你把不该吃的食物带回家，结果发现自己难以抵制诱惑？一旦确定了诱发因素，你就可以更好地制订接下来的计划了。如果你觉得下次可能还会遇到类似的失误，那你就要更详细地记录你的饮食情况和情绪状态，自我监控已被证实是一种保持进步的有效策略，它可以让你反思过去的失误，并计划好如何应对下一次的"高风险"情况。

社会压力

社会压力有很多种形式。首先让我们谈谈近期一直困扰人们的社会压力：互联网。

正如前面提到的，实际上吃什么食物的控制权并不在我们自己手上。除了饮食环境，社交媒体和主流媒体也会影响大众的饮食选择。很难想象现代人如果没有手机将会怎样，无论是随意刷社交媒体动态还是阅读新闻文章，你都可能看到铺天盖地的关于饮食话题的信息：健康食品、快餐、无麸质食品、"减肥"食品、高蛋白食品等等。在 Instagram 上，继自拍照之后，食物照片的热度名列第二；此外，社交媒体上的"网红"们经常会通过商务合作来推广食品。由于社交媒体几乎可以主导我们生活，研究人员开始研究社交媒体与自身食物选择之间的关系。最近的研究发现，Facebook 和 Instagram 都会影响人们做出不健康的食物选择，且都会引发人们暴饮暴食和对身材的不满。总体来看，美食照片和海量广告，以及"网红"或朋友圈的其他人推广（或食用），都会导致你购买和食用某些食物的意愿增加。

尽管在某些情况下，"网红"可以提升人们对健康食品的积极态度和购买意图，但大多数食品帖子仍与不健康食品有关。最近的一项研究发现，与健康食品相比，社交媒体上的不健康食品广告更能引起观众的积极反应。研究者还发现，与健康食品相比，参与者往往对不健康食品的印象更深，也更有欲望去"分享"一篇不健康食品的帖子。除了"网红"，在推广垃圾食品方面，明星也有责任，且不仅仅因为赞助，事实上，大多数帖子不是广告，但他们用自己的影响力进一步强化了不健康的饮食文化。虽然大部分社交媒体的文献数据主要来源于对青少年的研究，但我们不得不怀疑它是否对成年人也有类似的影响。不幸的是，许多社交媒体平台并没有对垃圾食品广告进行限制，这是一个严峻的问题，因为社交媒体如今已经成为广告宣传的首选渠道。此外，主流媒体上的不健康食品广告引发的公共卫生问题也令人担忧，我们每天都会被来自各种平台的含糖食品饮料广告轰炸。

令人垂涎欲滴的食物照片

还有一种不太明显的社会压力也需要注意，那就是"食物色情片"。这个比喻非常形象，那些看似无害的食物视频和图片，比如刚出炉的秀色可餐的布朗尼，你几乎可以隔着屏幕闻到它扑鼻的香味，或者看到在冰激凌球上慢慢淋上丰富配料的视频，你会想立刻冲去买单。互联网上充斥着大量此类视频，这类视频或照片往往很容易激起人们的食欲。这一点已经得到科学证实：最近的一项研究发现，相较于真正的色情图片，面对"食物色情片"大脑激活度更高的人，更容易养成暴饮暴食的习惯。因此，我建议你仔细检查自己的社交媒体都关注了哪些账号，取消关注那些经常发布甜点和美食图片及视频的相关账号吧。

电影让人吃不停

广告中特写镜头下诱人的酥脆薯片以及玻璃杯中绽开的气泡，实在是让人难以招架。虽然电视广告依然流行，但如今食品推广的方式越发隐蔽了，有时它们会被偷偷植入电视节目或电影的故事情节中。我们以2000卡路里为普通美国公民平均每日摄入热量来说，在过去的二十四年里，对于电影中所展示的每日饮食结构，其糖含量比现实生活中要高出16.5%。虽然影视场景中出现的食物只有约12%是有品牌的，比如乐事薯片和女主人（Hostess）点心这样的零食品牌非常明显（广告中明显植入的饮料品牌有可口可乐和百事可乐等）。最后，随着从传统纸媒到移动端媒体的重大转型，人们获取新信息越来越便利，这也为厂商推广产品提供了更广泛的途径，但最终影响的是消费者的行为。总的来说，食物环境不仅仅局限于地理层面，还有多种社会文化影响，这就是为什么每个人在抗糖时都会遇到各种各样的阻碍。

吃糖推手

除了来自互联网的社会压力之外，我们还必须面对现实生活中的人际压力。生活中的很多人常常会让我们的抗糖之路更加艰难，如果你的朋友、家人和同事喜欢点甜品和外卖，那么迫于压力，你很可能会加入大家的点餐行列，把早上带来的午餐便当留到第二天。即使朋友和家人无意破坏你的饮食目标，你的态度和行为也确确实实地被影响了。虽然不是我们周围的每个人都如此，但有证据表明，最好的朋友和同性朋友可能会影响你的体重。如果你的朋友也有肥胖问题，那么你肥胖的概率也会增加 50% 到 80%。回想一下上次你和朋友们出去吃饭的情景，如果你是唯一想吃健康食物的人，其他人都想点汉堡和饮料，那么你很可能会随大流。即使有健康的食物选择，当其他人都在吃甜点时，你也很难拒绝吧，就算自己没有另外买甜食，可能也会尝几口别人的。

我并不是让你疏远这些朋友，但你得意识到这个问题，意识到他们在你选择食物时的影响力。让我们盘点一些应对社会压力的小技巧，这样你既可以享受与朋友在一起的时光，也能坚持健康和营养目标。抗糖并不意味着从此告别社交，事实上，你可以做得更好。

应对社会压力的技巧

TIP 1：预估潜在诱惑

一旦你认清自己的生活习惯（翻回第四章的一些实例——譬如在电视前吃零食的习惯），你就会明白有些诱因是非常明确且可预见的，但有些诱因是不可避免的。例如，当你的祖母给全家人准备了她儿时最爱的烤派；或者你最好的朋友举办宝宝性别揭晓派对，还准备了可口的蛋糕等。这些情况都会让你的抗糖之路异常艰难，但路上偶遇颠簸并不等于会爆胎，一口甜食并不一定会让你的努力一夜之间前功尽弃。但同样地，你也不必为了表达对祖母的爱而吃下她的点心，也不必为了不扫朋友的兴而吃下蛋糕。与糖"分手"并不意味着你要告别节日派对，如果你能（并且愿意）尝一口就停下，也不会怎么样，但如果你真的很难拒绝，也可以说自己吃饱了，如果他们坚持要你吃一块，你可以说你要带一块回家，然后在离开时假装忘记。我喜欢把这种情况称为"礼貌示意"，主人想让你吃到甜品以尽地主之谊，你当下也顺从其美意。这样做没有错，但你自己要拿捏好度，有时候"得体回绝"与"显得不尊重"只有一线之隔。

TIP 2：准备一些回应话术

假设你和几个同事出去吃午餐，他们想要一起吃甜点来庆祝项目完成。虽然你可能不再用甜食来庆祝成就，但并不好意思和同事这样说。有时候，当你解释自己不吃某样东西的真实原因时，反而会显得尴尬，所以索性自然而然地随大流，吃下那块甜点。

但是你不必这样做，你吃什么或喝什么不会影响别人对你的看法。可能你知道这一点，但还是会觉得当下不参与的人会显得不合群。为什么我们会觉得一群人中唯独自己不吃甜点或不喝含糖饮料的做法不合适？这是一个很有名的心理学现象，即"群体思维"：人类本能地希望自己与群体保持和谐一致，有时甚至会为了融入群体而被迫接受一些不合理或不健康的想法。不要让群体为你做出有害健康的决定！当你成为群体中的异见者，选择不含糖的食物时，其他人或许也会跟随你。所以，提前准备一些适当的回应话术以应对此类情况下的同伴压力，这样既可以节约自己的时间，也可以减轻未来的压力。这些话术可以是"我已经很饱了"或者"我想喝杯咖啡，因为我需要提提神"，这样说就可以立即解决问题。有时人们会极力邀请你加入他们，那你不妨坚定地说出"我正在调整饮食"或"我在督促自己多喝水，就不喝饮料了"，这样的回应就可以在朋友和家人面前强调你的健康目标。当然，最理想的情况是，当有人让你吃喝一些你不想吃或不想喝的东西时，你能直接说出"不，谢谢"，如果你能做到，那太好了！你不需要向任何人解释你的行为或饮食选择。但现实是我们很难做到这么直接（例如，如果你和老板在一起，不想显得没礼貌或人家请客时没有表示感激）。

TIP 3：提前做好计划

当你饿过头时，很容易看到什么吃什么，如果是在餐厅，你可能会抓起餐前面包篮里的东西就吃。所以如果计划外出就餐，不要毫无准备。提前查看菜单，制订计划，并尽量坚持。尽管一些大型连锁餐厅会提供菜式的营养信息，但并不是所有餐厅都会这样。在出发之前，阅读菜单上的菜品描述可以发现隐藏的糖分来源，并找到更好的替代品。例如，如果你想要吃的菜式中含有大量的烧烤酱，你可以询问餐厅是否可以减少或不放酱汁。"酱料单独放"是如今点餐时的常用语，我保证你这么要求没人会对你有意见。如果你和朋友吃饭通常会点几份开胃菜，那么你可以提议点一道低糖菜式让大家一起吃吃看。如果是去朋友家，你可以带一道低糖的开胃菜，这样起码会有一道适合你吃的东西。如果这个场合不适合带食物，你也不要直接将眼前的东西夹进自己的盘中，先看看桌子上都有什么食物，权衡所有选项，然后再做安排。尽管没法十分精准，但请尽量保证食物的均衡性和多样性（每样食物都夹一点，这会让你更有饱足感）。一旦你夹好食物，就离开餐台，去找朋友聊聊天。因为如果你一直站在开胃菜旁，就很容易吃个不停，直至吃撑。最后，不要害怕说"不"，有时人们会让你吃这个或吃那个，无论他们是否有意破坏你的健康饮食计划，但你的"来者不拒"会成为实现目标的严重阻碍。你可以选择告诉朋友自己的健康目标以及为什么不吃某些食物，但礼貌的拒绝并没有错。

在本章中，我们主要讨论了压力、挫折和社会压力，以及它们如何影响你的抗糖之旅。最重要的是，你有权为自己的健康做出选择并贯彻执行，应对压力和挫折时，要保持专注，不要轻易受他人影响。通过正念练习来获得强大的力量，勇敢面对社会压力和环境，那么这段旅程不但不会增加压力，反而还会缓解压力。

你正逐渐成为一个全新的自己——摆脱了成瘾、压力，最重要的是，摆脱了糖。我希望你能利用这些工具来提升自己的心理健康，享受少糖带来的身体益处。从最初的戒断反应到学习烹饪健康的无糖菜肴，这些都是你努力摆脱有害成瘾成分的结果。希望接下来你能为自己的进步感到骄傲……如果你还没有开始，我希望前面的内容能给予你能量和动力，让你开始你的无糖旅程。你已经拥有了掌控糖瘾的力量和知识，你并不是独自在战斗。

总结　无糖生活

　　起初你拿起这本书可能是因为你想知道如何彻底戒糖，你可能觉得这听起来很熟悉，要知道你不是一个人。你可能尝试过戒除饮食中的糖分，但它总会悄悄溜回来，然后让你重新上瘾。从一开始我们就说过，这不是一本饮食宝典，而是为你介绍最新的科学和心理学知识，解释我们为什么会吃这么多糖，并提供实用的方法来彻底摆脱糖瘾。希望你现在比以往任何时候都更有动力开启减糖生活，而不是觉得自己在进行某种可怕的节食。

　　无论你参考哪本饮食指南，美国版或全球通用版，它们都在强调同一件事：我们需要减少糖的摄入。尽管如此，人们仍然无法戒掉糖。世界卫生组织（WHO）的最新建议是，添加糖的摄入量不应超过每日总热量的10%，如果少于5%会更好。是的，我们可以这样说，在过去十几年里，人们已经开始减少糖的摄入，但这还远远不够。在全国范围内，大多数人仍然大约有 13% 的热量来自糖。阅读本书后，请对自己的一日饮食进行糖分清查，并快速估算一下你摄入添加糖的热量占比，是 30%、15% 还是接近 10%？结果可能会让你感到惊讶。但无论你从哪里起步，重要的是你已经开始行动了！记住，这本书的目标是减少糖的摄入，打破糖瘾的恶性循环。

我希望你读完这本书后，在遵循《无"糖"革命》中的计划一段时间后，无糖生活对你来说变得像天性一样自然（如果你只是笑笑，我也不怪你）。在尝试了一个又一个饮食计划之后，你可能已经觉得世上已经没有什么能奏效的饮食计划了。但请记住，这不是一种饮食方式，而是一种新的生活方式。随着时间的推移，当你对自己想吃什么、为什么吃以及处理与食物的关系越来越有信心时，你会变成一个全新的人。人们总在努力减少糖的摄入，在夏天之前，或者在婚礼等人生大事之前，或者在得到需要降低糖摄入以改善健康的医疗建议之后。每年的跨年之夜，你可能都会对自己说"明天开始不吃糖了"，但立下这样的新年愿望的人，通常不会坚持很久。如果在当前的食品环境中人那么容易就吃得健康，每年就不会有这么多人重新设立目标了。事实上，有数据显示，那些在一月份立下健康饮食目标的人，有大约 50% 在过去也做过同样的事情。起初，人们可能会心生内疚，但随着时间的推移，糖又悄悄地回到了他们的日常饮食中。

但这再也不会发生在你身上了。你现在了解了"糖成瘾"的机制，以及为什么仅凭意志力似乎永远无法遏制它。这无关意志力，成瘾瓦解了我们的意志。你现在拥有了改变饮食行为和思维的能力。对许多人来说，放弃往往就在一念之间，但幸运的是，你现在知道自己该注意些什么。在对家中、办公室、车里或其他任何地点放置的食物进行盘点时，你会更快发现标签上的糖。很快你就会对标签有更多的了解，不需要再参考那个冗长的名称列表。不仅如此，当你开始少吃加工食品，转而吃真正的食物时，需要识别的成分也会变少。比较一下普通燕麦片和早餐燕麦棒的标签，普通燕麦片应该只有一个成分：燕麦。相反，一款热门的早餐燕麦棒则有超过二十种成分！慢慢地你会发现"返璞归真，少即是多"才是真理所在。

现在你已经掌握了这些知识。"知道"只是胜利的前奏，在阅读了第三章后，你理解了为什么即使我们知道糖的危害，但还是没办法停止摄入糖。因为大脑对糖上瘾了，打破这种循环并不是一件容易的事。在你着手打破糖瘾循环之前，重温一下你在第四章的测验结果。你是否真的有花时间来思考你的结果？你对结果感到惊讶吗？这个结果揭示出你与食物的关系如何？在那时，你可能感到不知所措、沮丧或惊讶，或三者皆有，但你并没有因此停下脚步。你继续阅读，这就是你想要做出改变的证明，你本可以把书放下，再也不看它，但既然你已经读到了结尾，就表明你有动力和决心坚持下去。但在开始第四章中概述的七个步骤之前，不要忘记三个基本原则！

原则一：不要急于求成。

原则二：一次失误不是放弃的借口。

原则三：成功之路是曲折的。

当你觉得进展不如预期时，别忘了这些原则。我们肯定会遇到糖占上风的情况，但不能让它破坏了我们一直以来取得的成果。这就是为什么找到诱发食物（以及健康替代品）如此重要的原因，我们用了整整一章来讨论这个问题（见第五章）！更好地了解你的身体，特别是你的饥饿和饱腹信号，是一项需要练习的技能（正是那些精加工食品阻碍了你对饱腹信号的感知，使我们摄入过量）。好消息是，当你重新审视饮食，并开始摄入天然、营养的食物时，这一切就会变得更容易。起初这对你来说有些挑战性，但要始终铭记你的长期健康目标和那三个基本原则。研究表明，那些坚持健康饮食的人并不死板，他们很灵活，并且能够坦然接受起伏变化。另一个之前强调过的事情是记录饮食日记，能坚持三天就很有效果，有些人发现长期记录也很有成效。记录你吃了什么以及你的感受会非常有启发性，你可以发现情绪和食物之间的反应模式，进一步地，当你能更好地控制所摄入的食物时，你会更容易发现自己在哪些方面做得好，哪些方面可能还需要一些帮助。在饮食环境和日常习惯方面，起初可能会遇到些挑战，但这正是书中的食谱和小贴士可以帮到你的地方！本书能帮你解决厨房里需要准备什么、在超市采购什么以及其他减少糖分摄入的建议。即使你确实偶尔有失误，现在你也知道了不再为此自责。你拥有重新回到正轨的能力、工具和力量，你也知道应该如何去应对挫折，而不是让一次失误变成彻底放弃的理由。我在本书中介绍的策略、贴士、食谱，以及最关键的科学事实，都将在未来帮到你。现在，你已经全副武装，比过去更有能力去应对那些之前可能让你走偏的情况，让我们踏上无糖生活的旅途吧。你会惊喜地发现，这条路风景独好！

附录　30个无糖食谱

如果你不擅长做饭，不用担心，许多人每天都苦恼于该做什么、怎么做、什么时候做以及如何吃得健康。作为现代人，我们宁愿整天忙于工作，也不想在食物的准备和选择上多花时间。健康饮食并不需要多复杂，它可以变得非常快捷简单。许多超市或餐馆的预制食品中都含有很多添加糖，过量食用这些食品会增加患慢性病的风险，那么为什么不将饮食权还给自己呢？健康才应该是我们人生的头等大事，让我们进入厨房，开始制作既营养又美味的餐食吧。

这些食谱是专为抗糖设计的。成分经过精心挑选，我自己已经测试过这些食谱，我保证它们不仅美味，而且能让你有更长时间的饱腹感，减少你对糖分的渴望。这些食谱还非常灵活百搭，你可以根据自己的喜好进行修改。相信经过几次实践之后，这些食谱将成为你无糖生活中的常驻嘉宾。

快速烹饪小贴士

在开始制作食物之前，先来看一些可以让准备食物更轻松的小贴士。

· 每次采购一周所需食材：当你知道家里备货充足时，买方便食品的可能性就会大大降低。

· 保证储物柜存有一些食材干货，这样你就有更多选择。

· 如果时间允许的话，提前一天煮好米饭等谷物。

· 善用微波炉预制蔬菜，可以将烹饪时间减半。

· 早上花些时间准备晚餐的食材。把需要切的蔬菜提前切好，然后放在冰箱中以供晚餐使用。或者在周末切好一周内需要的蔬菜。

· 提前确定你想在接下来一周制作的所有食谱。根据这些食谱的食材来制作购物清单，这样需要买什么及家里有什么就一目了然了。

· 随时更新购物清单。牛奶用完了吗？用完就写下来，这样就不会忘记买了。

· 批量烹饪并冷冻菜肴。如果你特别喜欢某个食谱，可以一次制作很多份，并把它们冷冻起来，以备将来不知道吃什么或懒得做饭时吃。

· 赋予剩菜新的生命。今晚做的烤鸡可以变成明天的鸡肉卷饼。

· 准备食材时，手边放一个碗装厨余垃圾，让台面保持整洁，如果你家里有堆肥机，可以将厨余废料投入堆肥机，如果家中有花园，厨余垃圾是很好的土壤堆肥养分，但请注意，不推荐将熟食作为堆肥，最好是果皮类。

· 养成随手清理的习惯。不要将用过的餐具都堆在一起留到最后再整理，这会让烹饪变得烦琐，边准备边清理可以让事情更井然有序。

烹饪工具

我们不需要像专业厨师一样拥有全套厨房装备，但有一些工具可以让备餐变得更轻松。以下是我的建议。

1. 厨师刀

2. 削皮刀

3. 切菜板

4. 开罐器

5. 量杯 / 量勺

6. 搅拌碗

7. 过滤碗

8. 蔬菜削皮器

9. 打蛋器

10. 刨丝器

11. 厨房剪刀

12. 不锈钢煎锅

13. 炒锅

14. 炖锅

15. 大锅

16. 烤盘

17. 砂锅

18. 搅拌机（手持式搅拌棒或台式搅拌机）

19. 搅拌勺

20. 抹刀

21. 夹子

22. 汤勺

23. 隔热手套

24. 食物温度计

25. 密封食品保鲜盒

厨房常备食品

家中常备一些食品会大大提升备餐效率，它们在很多食谱中都会用到，且保质期长，可以说是打造健康无糖厨房的必备。

油和醋：特级初榨橄榄油，菜籽油，熟芝麻油，牛油果油，红酒醋，蒸馏白醋，苹果醋，米醋，白葡萄酒醋

罐头类食品：各种番茄罐头（番茄块、番茄汁、番茄酱，确保没有添加糖），低钠罐装汤品（鸡肉汤、牛肉汤、蔬菜汤），金枪鱼、鸡肉罐头，低钠豆类和鹰嘴豆罐头

谷物和淀粉类食物：大米，藜麦，意大利面（细面、短面和粗面），原味面包屑，饼干，干扁豆

坚果 / 坚果酱：杏仁，核桃，杏仁酱，腰果酱，花生酱（检查成分表，确保里面没有添加糖）

蔬果：大蒜，洋葱，土豆，柠檬，青柠（这些蔬菜的保存时间较长；其他蔬果则可以每周采购并尽快食用）

蛋类和乳制品：鸡蛋，无盐黄油，奶酪，牛奶

调味品和酱料：芥末酱（黄芥末和第戎芥末酱），蛋黄酱，墨西哥

莎莎酱，辣酱，低钠酱油

　　烘焙用品：通用面粉，玉米面，燕麦片，玉米淀粉，小苏打，泡打粉，天然香精，烘焙巧克力，果干，生可可粉

食谱

早餐

午餐或晚餐

配菜

芝麻油凉拌米粉（202 页）

彩虹沙拉配柠檬香草醋汁（204 页）

无油照烧菠萝饭（205 页）

老湾烤鹰嘴豆（207 页）

烤淀粉类蔬菜拼盘（208 页）

调味品

无糖咖啡伴侣（210 页）

无糖烧烤酱（211 页）

无糖奶油凯撒沙拉酱（212 页）

无糖牧场蘸酱（213 页）

无糖经典番茄酱（214 页）

甜点和零食

草莓杯子蛋糕（215 页）

坚果和浆果冻酸奶（217 页）

咸味焦糖米泡芙棒（218 页）

蓝莓燕麦松饼（219 页）

水果火箭冰棒（221 页）

冰激凌圣代之神（222 页）

亚麻籽饼干配橄榄鹰嘴豆泥（224 页）

美式煎饼配自制枫糖酱

可做 6 大份

我童年时最美好的记忆之一是每逢周六早晨，我看动画片，而妈妈煎煎饼。最近，我重新创作了这道童年时最爱的美食，并去掉了其中的糖分。我改用搅拌机制作煎饼，这样不仅保持了厨房的清洁，味道也相当不错，足以满足全家人的胃口。而且我还自制了枫糖酱，代替了传统的枫糖浆，这样能有效减少摄入的糖分。

食材：

煎饼部分

1/2 杯[1]无糖苹果酱

1 杯任意奶类（见备注）

3 汤匙无盐黄油，融化

3/2 杯通用面粉

2 茶匙泡打粉

1 茶匙肉桂粉

1/4 茶匙细海盐

食用油喷雾

枫糖酱部分

1/2 杯无糖苹果酱

1 汤匙枫树精（maple extract），或根据口味适量添加

1　常见美式厨房计量工具单位转换：1 杯（cup）约为 236 毫升；1 汤匙（tablespoon）约为 15 毫升；1 茶匙（teaspoon）约为 5 毫升。——译者注

制作煎饼：将苹果酱、牛奶、融化的黄油、面粉、泡打粉、肉桂粉和盐，放入食物搅拌机中，高速搅拌至顺滑状态，这一步约需要 45 至 60 秒，如有需要，可以中途停下刮下搅拌机侧壁。

选择一个较大的煎锅，喷一层食用油，打开中火加热。每个煎饼大概需要倒入 3/4 杯煎饼糊；每面煎 2 至 5 分钟，当边缘和表面形成气泡时翻一次面；将煎好的煎饼盛到盘子里，再把剩余的面糊按照上述步骤煎完。

上桌前制作枫糖酱：把搅拌机冲洗干净，将苹果酱、枫树精和 1 汤匙饮用水倒入干净的搅拌机中，高速搅打至顺滑，这一步大约需要 30 秒。

上桌时，将枫糖酱倒在煎饼上，或倒在另一个碟子中作为蘸酱。

将煎饼和枫糖酱分别存放在密封的保鲜盒中，放入冰箱冷藏，这样可保存 4 天。

备注：如果觉得原味煎饼有点单调，可在煎饼糊煎制几分钟后，加入香蕉片、新鲜浆果或 100% 可可黑巧克力片，通过加入不同的食材组合，每次都能制作出独一无二的口味。

可以使用无糖植物奶如燕麦奶来代替牛奶。

无糖即食麦片

可制作 3 杯

麦片是果昔碗、布丁、酸奶和燕麦粥的绝佳配料，空口吃也非常美味。这个食谱中的甜度仅来自黑醋栗干，再混合腰果和杏仁酱的微咸味和坚果香气，堪称完美组合。

食材：

2 杯燕麦片

1/4 杯生腰果，切碎

1/4 杯黑醋栗干或其他果干

2 汤匙无糖椰子片

1 汤匙奇亚籽

1 汤匙芝麻

1/2 茶匙肉桂粉

1/2 茶匙细海盐

1/3 杯无糖杏仁酱

预热烤箱至 325 ℉（约 163℃），烤盘的尺寸大约为 9×13 英寸（23×33 厘米），并铺上烘焙纸；

用一个中等大小的碗，将燕麦片、腰果、黑醋栗、椰子片、奇亚籽、芝麻、肉桂粉和盐混合，再拌入杏仁酱；将混合物均匀地铺在准备好的烤盘上。

烤制 10 分钟，从烤箱中取出烤盘，搅拌燕麦片，再次均匀铺开，再烤 5 分钟，或者烤制至呈金黄色即可。待完全冷却后即可食用，剩余可装起保存。

冷却后装入密封保鲜盒，室温下可保存 1 周。

备注： 杏仁酱可换成其他坚果酱；注意观察黑醋栗和椰子片的颜色，以防烤焦。

奶油华夫饼

可制作 8 个华夫饼

当时间不多却又想给家人准备美味的早餐时，我首推华夫饼。这款经过改良的古早味早餐已经去除了添加糖，你可以毫无负担地享用。用充满活力的华夫饼搭配原味鲜奶油，再加上一些营养丰富的可可碎片或水果作点缀。这样一份美味的早餐盛宴，定会带给你一种甜点般的享受。

食材：

华夫饼部分

2 杯通用面粉或全麦面粉

1 汤匙泡打粉

1/2 茶匙细海盐

2 个大鸡蛋

1 杯任意奶类

1 茶匙纯香草精

1/2 杯（1 条）无盐黄油，融化

菜籽油喷雾，用于给华夫饼模具上油

配料部分

1/2 杯鲜奶油

1/2 茶匙纯香草精

1/4 杯可可碎（可选）

水果（可选）

华夫饼制作方法：先加热华夫饼模具至中温；准备一个大碗，将面粉、泡打粉和盐倒入其中搅拌混合；再用一个中等大小的碗，往里面打入鸡蛋、奶类和香草精混合均匀。再将湿料加入干料中搅拌几下，最后加入融化的黄油搅拌均匀，注意不要过度搅拌面糊。

往华夫饼模具中喷洒少许菜籽油，往模具中央倒入约 3 汤匙的面糊，可根据具体的华夫饼模具烹饪说明调整时间，通常是 2 到 3 分钟，如果看到饼皮边缘呈金黄色就可以了。将华夫饼脱模，放到盘子上，然后重复上述步骤，用完剩下的面糊。

制作配料：准备一个小碗，将奶油和香草精一起搅打 2 到 3 分钟，打到奶油出现小尖角就可以了。

将华夫饼分成四盘，加入一勺奶油在饼上，最后撒上可可碎或者水果。

将剩下的华夫饼放在密封的保鲜盒中，放进冰箱冷藏，这样可保存3 至 5 天，或者放入冷冻柜中，这样可保存长达 4 个月。从冷冻柜拿出后，放在吐司机内重新加热后即可食用。奶油也可以放入保鲜盒，在冰箱冷藏 3 天，不过现做的口感会更好。

备注：可可碎可以完美地替代巧克力豆。巧克力就是由可可豆制成的，而可可碎则是打碎的生可可豆，所以可可碎既有巧克力的味道，同时又含有生可可豆的营养，包含对心脏健康有益的黄酮类化合物和抗氧化剂，并且不含添加糖。

红椒卷烤蛋

4 人份

这是我最喜欢在周末批量准备的早餐，我们全家吃一整周都不会腻。这份富含蛋白质的早餐不仅可以让我们的饱腹感更持久，还有助于平衡早上的血糖水平。如果你不喜欢肉类，那么鸡蛋就是非常好的蛋白质来源，而且做法千变万化，周末一次性多做几份并放在袋中冷冻，一整个星期的便捷健康早餐就有了。

食材：

1 杯原味希腊酸奶

1/2 杯烤红椒

1 汤匙辣味芥末酱

1 茶匙细海盐

1 茶匙现磨的黑胡椒

1 茶匙大蒜粉

4 个煮熟的大鸡蛋，剥壳并切碎

1/2 杯樱桃番茄，对切

1/2 杯蓟菜心，切碎

芝麻菜

4 张大全麦玉米饼

将希腊酸奶、红椒、芥末酱、盐、黑胡椒和大蒜粉在搅拌机中打碎并搅拌至顺滑，大约1分钟，将混合好的酱汁倒入小碗中备用；

准备一个大碗，将切碎的鸡蛋、番茄、蓟菜心和芝麻菜轻轻搅拌均匀，然后倒入做好的酱汁，再次拌匀，馅料就完成了；

开始做卷饼，把玉米饼平铺在桌面上，将约1/2杯做好的馅料舀到玉米饼皮中央，然后将饼皮上缘折叠到盖过馅料，然后再将两侧对折，再慢慢往下卷，一个馅料满满的卷饼就这样完成了，再继续卷完剩下的饼；

将做好的卷饼密封在保鲜盒中，放入冰箱冷藏，这样可保存3天，或者冷冻保存，这样可保存1个月。提前一晚将冷冻的卷饼移入冷藏柜中过夜解冻，第二天复热后即可食用。

备注：不喜欢吃红椒的话，试试换成番茄干，番茄干和烤红椒都可以很好地提升菜色风味，不仅没有糖分，而且香味还很浓郁。

燕麦早餐饼干

可制作6块饼干

如果厌倦了千篇一律的燕麦粥或是隔夜燕麦杯，那就将燕麦做成饼干吧。这个食谱将富含膳食纤维的燕麦与水果搭配在一起，增加了天然的甜度，而且对消化系统很有益处，也是完美的早餐选择。

食材：

1个成熟的中号香蕉

3/2 杯燕麦片

1 茶匙泡打粉

1/4 茶匙纯香草精

1/4 茶匙细海盐

预热烤箱至 350 ℉（约 177℃），在烤盘上铺上烘焙纸；

拿一个中等大小的碗，放入香蕉并用叉子捣碎，再加入燕麦片、泡打粉、香草精和盐，搅拌均匀。将混合物分成 6 个均匀的球，放在烤盘上，然后用手掌压成圆形，饼干厚度约为 1/4 英寸（约 0.6 厘米）。（在烘烤过程中饼干不容易碎散开）

烘烤约 15 分钟，直到饼干开始变成金黄色，拿出冷却 10 分钟后即可食用或保存。

放在密封的保鲜盒中，在每层饼干之间垫一层厨房纸巾（以吸收潮气），放在冰箱冷藏，这样可保存 2 至 3 天。

备注：可以将未烤的饼干冷冻备用，将面团压成圆形后放入保鲜盒，每层之间垫一张烘焙纸，冷冻保存，下次直接从冷冻柜拿出烘烤即可。

迷你汉堡串

可制作 14 串

这些迷你汉堡串是我平日晚餐的首选，你可以一次做两份，当作任何聚会的开胃菜。

迷你汉堡食材：

1 个大鸡蛋

1 汤匙切碎的新鲜罗勒

1 汤匙切碎的新鲜欧芹

1 茶匙大蒜粉

1 茶匙洋葱粉

1/2 茶匙细海盐

1/2 茶匙现磨的黑胡椒

1 磅（约 454 克）牛肉（80% 瘦肉）

1/4 杯面包屑

1 汤匙特级初榨橄榄油

菜料食材：

7 个樱桃番茄，对半切开

1/4 颗罗马生菜或卷心莴苣，撕成小块

14 片腌黄瓜片

将一整块切达奶酪（约 227 克）切成 14 小块

搭配无糖经典番茄酱（第 214 页）食用

制作迷你汉堡：准备一个大碗，打入鸡蛋，加入罗勒、欧芹、大蒜粉、洋葱粉、盐和胡椒粉，搅拌均匀；加入牛肉和面包屑，用干净的手或勺子搅拌直到完全混合成肉馅；将肉馅搓成 14 个直径 1.5 英寸（约 3.8 厘米）的丸子。

拿出一个大平底锅，加入橄榄油并开中火加热，当油微微起泡时，加入丸子并翻转，加热使其各面变色，直至熟透，这个过程大约需要 12 至 15 分钟。

组装烤串：将煎好的肉汉堡串成 4 英寸（约 10 厘米）长的汉堡串，之后再串入半个樱桃番茄、一片生菜、一片腌黄瓜和一块切达奶酪。

将汉堡串搭配无糖番茄酱一起食用。

将汉堡串放入保鲜盒中，冷藏保存最长可达 3 天。

备注：这些汉堡串也可以用烤的方式，只需将肉馅搓成丸子后串起来放在烤网上烘烤即可。

奶油番茄煨红椒汤配烤哈罗米奶酪

4 人份

如果是人生中的最后一餐，那我一定会选烤奶酪三明治。对我来说，没有什么能比得上融化的奶酪配上烤得脆脆的面包更让人觉得温暖和怀旧的了。谁说治愈食物不能是健康食物呢，这款改良版的冬日菜看使用烤红椒增加天然甜度，而且烤哈罗米奶酪的碳水化合物含量比传统的烤奶酪三明治要低。

食材：

1 汤匙特级初榨橄榄油

1 杯切碎的白洋葱（约 1 个小洋葱的量）

1 个中等大小的胡萝卜，切丝

1/2 茶匙细海盐

2 瓣大蒜，切碎

3 汤匙番茄酱

1 罐（14 盎司，约 397 克）切碎的番茄，沥干

1 罐（12 盎司，约 340 克）红椒，沥干

1 杯蔬菜汤

1/2 茶匙干百里香

现磨黑胡椒

1 杯你喜欢的牛奶

8 盎司（约 227 克）哈罗米奶酪，切成 4 块 1/4 英寸（约 6 毫米）厚的薄片

准备一个荷兰炖锅，加入橄榄油并开中高火加热，当油起泡时加入洋葱和胡萝卜，炒至洋葱开始变成半透明，这一步大约需要 5 分钟；转中小火，加入盐、大蒜和番茄酱，煮 1 分钟，中间时不时翻搅；加入切碎的番茄、红椒、汤、百里香和适量黑胡椒；将火力调低，偶尔搅拌一下，煮约 20 分钟，直至浓稠状态。

将锅中食材小心地倒入搅拌器中，搅打至顺滑，约 1 分钟（或直接在锅中使用手持搅拌器）；再倒回锅中，倒入奶后再低火煮 1 至 2 分钟，直至均匀受热。

与此同时，准备一个平底锅或不粘锅，开中火加热，将切成薄片的奶酪放入锅中，加热 3 至 4 分钟，然后翻面后再加热 2 分钟。

将锅中的浓汤平均倒入四个碗中，搭配烤奶酪一起食用。

将剩余的浓汤和烤奶酪分别存放在保鲜盒中，放入冰箱可冷藏保存

3 至 5 天。

椰香牛油果青柠汤

4 人份

我会在冰箱中常备一些汤品，这样可以快速搞定一顿饭。令人不可思议的是，虽然这款汤是冷食，但这正是它的精髓所在，椰奶和牛油果中的健康脂肪搭配新鲜的青柠汁，再加上一丝咸味，堪称完美组合，而且会让你拥有更长时间的饱腹感。

食材：

1 颗大头花椰菜，切成 1 英寸（约 2.5 厘米）大小

2 个熟透的牛油果，去核、去皮，提前冷藏

1/2 杯蔬菜汤，提前冷藏

1 杯罐装全脂无糖椰奶

1 个青柠的青柠汁

2 汤匙切碎的新鲜香菜，再多切一些作装饰用

1 瓣大蒜，去皮

1/4 茶匙细海盐

1/4 茶匙现磨黑胡椒

1/8 茶匙红辣椒碎（可选）

准备一个中型锅，加入花椰菜和 1/4 杯水，以中低火加热至微微沸腾，然后盖上锅盖煮花椰菜，偶尔用刮刀搅拌，煮 10 分钟左右直到花椰

菜变软，将锅从火上取下。

沥干花椰菜，再把花椰菜放入搅拌机中，同时加入牛油果、蔬菜汤、椰奶、青柠汁、香菜、大蒜、盐、黑胡椒和红辣椒碎，搅拌30秒直到食材完全混合至顺滑状态，放入冰箱冷藏至少20分钟（最多1小时）后食用。

将汤倒入碗中，用新鲜香菜装饰后即可食用。

将汤放入密封保鲜盒，可冷藏保存5天，或冷冻保存6个月。食用前提前将冷冻的汤块放入冷藏室解冻，可冷食。

备注：确保牛油果已经熟透，熟透的牛油果应该是软的，很容易切开，但还没变成棕色，这是汤新鲜美味的关键所在。如果不想花时间煮花椰菜，可以购买一袋冷冻花椰菜，在微波炉中蒸煮即可。

鸡丝墨西哥碗

4人份

如果让我选择最喜欢的墨西哥菜，那一定是墨西哥卷饼碗，这道食谱是非常好的营养晚餐或午餐选择。其中斑豆是优质的膳食纤维，加入餐食中不仅美味升级，还能防止血糖飙升，此外还有营养丰富的非淀粉类蔬菜，番茄和黄瓜都有助于维持血糖水平，帮助你抑制食欲。

食材：

1磅（约454克）去骨、去皮鸡胸肉（约2大块）

2汤匙特级初榨橄榄油

1盒（1盎司，约28克）塔可（taco）调味料

1个牛油果，去核、去皮

1/2个中等大小的红洋葱，切成细丁

半个青柠的青柠汁

细海盐

2杯煮熟的糙米

3/2杯樱桃番茄，切成四瓣

1杯墨西哥莎莎酱

半杯黄瓜丁

1/4杯低脂希腊酸奶

1罐（15.5盎司，约439克）斑豆，冲洗并沥干

预热烤箱至325 ℉（约165℃），烤盘上铺烘焙纸。用一个大碗将橄榄油和塔可调味料混匀，再均匀涂抹在鸡肉上。

将鸡肉放入烤箱，烤熟至呈金黄色大约需要30分钟，然后让鸡肉冷却10分钟，用两个叉子撕成鸡丝。

在烤鸡肉的同时制作牛油果酱，在小碗中用叉子捣碎牛油果，加入洋葱和青柠汁，用盐调味。

准备装碗，先在每个碗中盛入1/2杯米饭，将鸡肉、番茄、墨西哥莎莎酱、黄瓜、牛油果酱、酸奶和斑豆均匀撒在碗中。

将未使用的食材存放在密封保鲜盒内，最多可冷藏保存4天。准备剩余的菜时，将米饭和鸡肉分开加热，然后再加入冷藏的配料。

备注：如果在超市没找到斑豆，用黑豆或海军豆也是不错的选择，

它们都富含膳食纤维，也是很好的植物蛋白来源。如果墨西哥莎莎酱用完了，不要担心，可以用无糖辣椒酱代替，或者将切碎的番茄、辣椒、香菜和洋葱混合，快速搞定一份自制的莎莎酱。

香菜青柠烤三文鱼寿司

2 人份

我们平时吃的寿司里有糖吗？当然有！大多数市售的寿司里都添加了糖，其中的酱料功不可没。但是我们可以在家里轻松制作无糖寿司，卷寿司可能需要一些练习，不过这也是乐趣所在。我们将使用柠檬汁、欧芹和牛油果来提鲜。另外，香菜青柠米饭也非常美味，可与烤三文鱼完美结合。而且制成一碗菜饭也非常简单，只需将米饭、三文鱼、牛油果和碎紫菜片摆放在碗中即可享用！

食材：

香菜青柠米饭部分

1 杯长粒大米

1 汤匙特级初榨橄榄油

1/2 茶匙细海盐

1 个青柠的皮和汁

1 瓣大蒜，切碎

1/4 杯切碎的新鲜香菜

烤三文鱼部分

1 块（6 盎司，约 170 克）三文鱼片

1 个小柠檬的柠檬汁

2 汤匙切碎的新鲜欧芹

1/2 茶匙大蒜粉

1/2 茶匙洋葱粉

1/4 茶匙细海盐

寿司部分

2 张紫菜片

1 个牛油果，去核、去皮，切成薄片

1 汤匙烤芝麻

预热烤箱至 450 °F（约 230℃），并在小烤盘上铺烘焙纸。

制作香菜青柠米饭：准备一个大锅，往里面加入 2 杯水，开高火煮沸；加入大米、橄榄油和盐；盖上盖子，将火调至小火，煮 15 至 20 分钟，直到大米变得松软。从火上取下锅，加入青柠皮、青柠汁、大蒜和香菜，搅拌均匀，然后静置冷却。

烤三文鱼：将三文鱼带皮的那一面朝下放在烤盘上。撒上柠檬汁、欧芹、大蒜粉、洋葱粉和盐，用手将调味料均匀地涂抹在三文鱼上，烤约 12 至 15 分钟，直到熟透为止，然后取出冷却。

卷寿司：将一张紫菜平铺在一个竹卷帘垫上，紫菜的粗糙面朝上；在紫菜上均匀铺上大约一半的香菜青柠米饭，上下边缘留出 1/2 英寸（约 1.2 厘米）；将牛油果片放在米饭中，将三文鱼切成等长的两份，取一份放在牛油果旁边，撒上芝麻，用竹卷帘垫开始卷起紫菜和馅料；卷好的寿司卷平均切成 8 段；然后按照上述步骤卷好另一半的食材。

将寿司放在保鲜盒里，冰箱冷藏可以保存 1 2 天，不过尽快食用才能保证口感。

备注：紫菜片这种食材既耐储存，又是卷寿司的最佳工具，如果你没有卷寿司的竹帘辅助，用保鲜膜或是过滤布也可以。不过，这份寿司卷的馅料很多，如果你喜欢吃清淡版的寿司卷，可以将米饭减半，或是用 4 盎司（约 113 克）的三文鱼。

鹰嘴豆牛油果三明治
可制作 2 份三明治

这道菜包含我最爱的两种食物——鹰嘴豆和牛油果。鹰嘴豆加牛油果，就是强饱腹感、高蛋白质的代名词。它不需要烘烤或其他烹饪方式（虽然烤一下面包可以让口感更好），10 分钟内就可完成。

食材：

馅料部分

1 杯罐装鹰嘴豆，沥干

1 个牛油果，去核、去皮

1 根芹菜，切碎（约 3 汤匙）

1/4 个小黄瓜，切碎（约 2 汤匙）

2 汤匙切碎的新鲜香菜

1 汤匙新鲜柠檬汁

1/4 茶匙大蒜粉

1/4 茶匙洋葱粉

1/4 茶匙细海盐

三明治部分

4 片全麦面包，可以烤一下，这样更好吃

4 片番茄片

2 片大生菜叶

无糖牧场蘸酱（见第 213 页），作蘸料（可选）

制作馅料：准备一个中等大小的碗，将鹰嘴豆、牛油果、芹菜、黄瓜、香菜、柠檬汁、大蒜粉、洋葱粉和盐混合均匀，用捣碎器或叉子压碎鹰嘴豆，再将其与所有的配料混合均匀。

制作三明治：拿出一片面包，先放一片番茄片，然后是一片生菜叶，再加入一半的鹰嘴豆牛油果馅料，再放一片番茄片，最后盖上第二片面包。重复上述步骤，做好第二份三明治。

将三明治切成两半，如果你喜欢可以搭配田园酱一起吃。

将鹰嘴豆牛油果馅料存放在密封的保鲜盒中，放入冰箱可冷藏保存 1 至 2 天。牛油果会在 1 天后开始变成棕色，因此建议尽快食用。

备注：为了让口感更顺滑，吃起来有奶油的质感，可以将鹰嘴豆去皮。去皮方法：将鹰嘴豆放在干净的过滤布上轻轻滚动或在滤网中晃动，这样能让皮肉分离。若是没有去皮就直接捣碎完整的鹰嘴豆，吃起来口感会略微粗糙一些。

酿牛油果

4 人份

这些酿牛油果既美味又有饱腹感，只需要 20 分钟就能搞定，食材的巧妙搭配让它变成了一种味觉上的享受。这个食谱的配料灵活多变，可以用你喜欢的任何蔬菜替换西葫芦和灯笼椒。而且牛油果壳可以装下所有配料，因此不需要用到碗，只需要一把勺子就可以开动了。

食材：

1 汤匙特级初榨橄榄油

1/4 杯切碎的西葫芦

1/4 杯切碎的灯笼椒（任何颜色皆可）

1 瓣大蒜，切碎

2 汤匙切碎的白洋葱

1/4 杯熟鸡肉丝

1/4 杯熟白米饭

1 汤匙新鲜青柠汁，可以适量增加

1 茶匙切碎的新鲜香菜或欧芹，可适量增加

1/4 茶匙细海盐

1/4 茶匙现磨黑胡椒

2 个熟透的牛油果

准备一个平底锅，加入橄榄油，开中火加热；加入西葫芦、灯笼椒、大蒜和洋葱，翻炒约 15 分钟或炒至变软；将炒好的蔬菜倒入碗中，加入鸡肉丝、米饭、青柠汁、香菜、盐和黑胡椒，轻轻搅拌均匀。

将牛油果切成两半，去核但留皮。将上一步制好的蔬菜馅料填到牛油果中，每半个牛油果加入约 1/4 杯的馅料，用一些青柠汁和香菜装饰。

馅料可以密封冷藏保存 2 至 3 天，吃之前再切牛油果、去核并填料，这样果肉就会保持新鲜的绿色。

备注：为了防止牛油果变色，可以在牛油果对半切开后，往切面上挤一些青柠汁。冷牛油果和温热的馅料搭配得刚刚好，可以用烤鸡或上餐剩下的熟鸡肉来制作，或用任何蛋白质食材替换鸡肉，我比较推荐切碎的煮鸡蛋、三文鱼片和豆腐丁。

培根沙拉生菜卷

4 人份

抑制食欲最好的方法就是吃可以带来持久饱腹感的食物，换言之，就是在餐食中多摄入蛋白质。传统的培根生菜番茄三明治几乎没有蛋白质，而这个新鲜美味的版本则添加了富含蛋白质的鸡蛋，相信这道菜会成为你午餐或晚餐的首选。

食材：

6 个熟鸡蛋，去壳并切碎

1/2 杯切碎的番茄（1 个小番茄的量）

1/3 杯蛋黄酱

1/4 杯切碎的芹菜（2 根芹菜的量）

2 汤匙切碎的红洋葱

1 茶匙第戎芥末酱

适量细海盐和现磨黑胡椒

8 片牛油生菜叶

3 片无糖培根，煎烤至酥脆后切碎，或用 1/3 杯培根粒

准备一个中等大小的碗，将鸡蛋、番茄、蛋黄酱、芹菜、洋葱和芥末酱混合，用适量盐和胡椒调味；盖上保鲜膜，冷藏至少 30 分钟，最多 1 小时。

食用时，取出冷藏的鸡蛋沙拉，在每片生菜叶上放上约 1/4 杯的量，然后撒上培根粒。

这个沙拉不适合保存，最好立即享用。

芝麻油凉拌米粉

2 人份

在忙碌疲倦的日子里，往往最不想做的事情就是烹饪，所以简单快捷的食谱就显得很有必要了，这个食谱就是。它清爽可口，而且在冰箱里存放几天还依然新鲜。做一大碗凉拌米粉沙拉，可能会让你吃得停不下来，而且还越吃越有滋味。

食材：

酱料部分

1/4 杯椰子酱油或低钠酱油

1 汤匙米醋

1 汤匙熟芝麻油

1 茶匙切碎的新鲜香菜或欧芹，可以多加一些装饰用

1/4 茶匙红辣椒碎

少许细海盐

米粉及配菜部分

1 盎司（约 28 克）米粉

1 根大胡萝卜（约 10 盎司，283 克）

1 根中等大小黄瓜（约 10 盎司，283 克），去皮

制作调味料： 准备一个大碗，将椰子酱油、醋、熟芝麻油、香菜、红辣椒碎和盐混合均匀。

制作米粉： 根据包装上的说明煮熟米粉，彻底沥干冷却备用。

使用蔬菜削皮器或刨丝器，将胡萝卜和黄瓜切成细条，将蔬菜丝和煮熟的米粉加入放调味料的大碗中，拌匀后即可食用。

调味料和蔬菜米粉可以分别存放在密封保鲜盒中保存 3 到 5 天。食用前混合拌匀即可。

备注： 你可以加入其他食材，比如新鲜的薄荷或杞果，以增加清甜的口感。如果想增加一些蛋白质，可以加入上一餐剩下的鸡肉或豆腐。

彩虹沙拉配柠檬香草醋汁

4人份

当你把从商店买的调味料和配料加入沙拉，原本健康的沙拉可能会瞬间变成糖分炸弹。这款简单的沙拉配上无糖沙拉酱，能让你尽情享受一份营养丰富的彩虹沙拉！一碗便集合了丰富多彩的食材和密集的营养素，而且自制香醋汁也可以搭配其他绿色蔬菜沙拉。如果需要加入蛋白质，烤豆腐或烤鸡肉都是不错的选择。

食材：

沙拉部分

3 杯切碎的羽衣甘蓝叶（1 束）

1 杯罗马生菜或卷心莴苣，切丝（1/2 小颗）

1/4 杯切丝的紫色卷心菜（1/4 小颗）

1 根大胡萝卜，切片

1 根大黄瓜，削皮并切片

1/2 杯樱桃番茄，对切

1 杯熟藜麦，冷却

沙拉酱汁部分

1/2 杯特级初榨橄榄油

1/4 杯新鲜柠檬汁

2 汤匙辣味芥末

1/4 茶匙干牛至

1/4 茶匙干罗勒

1/4 茶匙大蒜粉

1/4 茶匙细海盐

1/4 茶匙现磨黑胡椒

制作沙拉：准备一个大碗，将羽衣甘蓝、生菜、卷心菜、胡萝卜、黄瓜、番茄和藜麦混合均匀。

制作沙拉酱汁：准备一个带盖子的容器（带盖的梅森罐就不错），加入橄榄油、柠檬汁、芥末、牛至、罗勒、大蒜粉、盐和胡椒混合；盖上盖子摇匀，这一步大约需要 10 秒。

食用前，将沙拉酱汁倒在沙拉上，拌匀。

将沙拉放入密封的保鲜盒中，放入冰箱冷藏可保存 2 到 3 天。将沙拉酱汁放在保鲜盒中，冷藏可保存 1 周。食用前再加酱汁，以防止生菜变软。

备注：放入冰箱后油会凝固，只要拿出后室温放置 10 分钟就会恢复液态。为了使羽衣甘蓝口感更软，可以用双手捏揉 1 到 2 分钟，或者在羽衣甘蓝上面涂 1 汤匙橄榄油和少许盐，使其更快软化。

这个食谱可以根据需求随意选择不同的绿叶蔬菜，例如芝麻菜、菠菜或混合蔬菜。

无油照烧菠萝饭

2 人份

亚洲风情的经典炒饭虽然美味可口，但通常糖分也不少。这份食谱可以让你健康享用这道经典风味炒饭。搭配任何蛋白质和蔬菜，都是非常棒的午餐或晚餐选择。菠萝不仅香味十足，还增添了甜甜的口感。

食材：

米饭部分

1 杯长粒大米

1/2 杯菠萝，切丁

1/2 杯胡萝卜丁

1/4 杯切碎的小葱

1/2 茶匙细海盐

照烧酱部分

1 茶匙玉米淀粉

1/2 杯低钠酱油

1/2 茶匙洋葱粉

1/2 茶匙大蒜粉

1/4 茶匙红辣椒碎

1/4 茶匙姜粉

制作米饭：准备一个大锅，加入 2 杯水并煮沸；加入大米，盖上锅盖，将火调至小火，煮 15 到 20 分钟，直到米饭变得松软；在煮米饭的同时，准备照烧酱。

制作照烧酱：准备一个小炖锅，加入玉米淀粉和 1 茶匙水搅拌均匀，小火加热。加入酱油、洋葱粉、大蒜粉、红辣椒碎和姜粉；水沸后煮约

5 分钟，或至变稠即可。

准备照烧菠萝饭：米饭煮熟后，拌入菠萝、胡萝卜、小葱和盐。

将照烧酱拌入米饭，搅拌均匀后即可食用。

将米饭存放在密封保鲜盒中，放入冰箱冷藏可保存 5 天。将照烧酱单独放入保鲜盒，冷藏可保存 2 周。

备注：照烧酱真的非常美味，如果你想加入鸡肉或豆腐等蛋白质类食材，我建议先用照烧酱腌制 30 分钟，然后再烹饪，这样味道更浓郁。

这里使用了胡萝卜和小葱，但任何蔬菜或新鲜香草都可以。菠萝可以用菠萝罐头或新鲜菠萝，只需确保菠萝罐头没有添加糖即可。

老湾烤鹰嘴豆

2 人份

这道食谱最初是我为我十几岁的女儿设计的，我把这道菜放在她的便当盒里作为健康零食，不过后来它成了全家人的最爱，现在我们每周至少做一次。鹰嘴豆是蛋白质和膳食纤维的绝佳来源，这两种物质是选择健康零食时应该优先考虑的。蛋白质会让你有饱腹感，而膳食纤维有助于稳定血糖水平，从而抑制你对糖的渴望。这道辣味零食非常适合加餐，也可以作为晚餐的配菜。

食材：

1 罐（15.5 盎司，约 439 克）鹰嘴豆，沥干水分

1 汤匙特级初榨橄榄油

1 汤匙老湾调味料

将烤箱预热至 325 ℉（约 165℃），在烤盘上铺上锡纸。

将鹰嘴豆放入一个中等大小的碗中，加入橄榄油，搅拌均匀，确保鹰嘴豆完全沾上油，加入老湾调味料，再次搅拌均匀，确保鹰嘴豆均匀沾上调味料。

将鹰嘴豆倒在烤盘上，均匀平摊开来；烤制 20 至 30 分钟，直到鹰嘴豆变脆，中途可以用刮刀在烤盘上翻动鹰嘴豆；烤好后趁热食用。

将冷却后的剩余鹰嘴豆放入密封保鲜盒中，冷藏可保存 3 至 5 天。

备注：这个食谱可以很多变，如果你不喜欢老湾调味料，可以用 1 汤匙的各种香料代替，比如盐、胡椒粉和大蒜粉，用手边的任何调味料都可以！如果不想烤豆子，你可以直接将鹰嘴豆、油和老湾调味料混合均匀后享用，它作为凉菜也非常美味！

烤淀粉类蔬菜拼盘

8 人份

这是一道完美的晚餐配菜，对控糖十分有益。我们会使用营养丰富的根茎类蔬菜，这些蔬菜含有健康的淀粉，而不会导致糖分爆表。这个食谱可以大量预制，比如周末集中做一次，接下来的一周就可以用它来搭配餐食了。

食材：

4 根大胡萝卜，切成 3/2 英寸（约 3.8 厘米）长的块状

4 个中号欧洲萝卜，去皮，切成 3/2 英寸（约 3.8 厘米）长的块状

3 或 4 个黄金甜菜根，洗净去皮，切块

1 磅（约 454 克）红皮土豆，洗净，切成四瓣

1 个中号红洋葱，切块

1/2 杯特级初榨橄榄油，可以多加一些备用

3 汤匙新鲜柠檬汁

1 茶匙细海盐

1/2 茶匙现磨黑胡椒

1/2 杯新鲜欧芹，切碎

3 汤匙干迷迭香

将烤箱预热至 425 ℉（约 220℃），将烤箱架置于烤箱中央。

准备一个大碗，放入胡萝卜、欧洲萝卜、甜菜根、土豆和洋葱与橄榄油、柠檬汁、盐和胡椒，搅拌均匀后，均匀铺在两个大烤盘上。

蔬菜烤 40 分钟，或至看到边缘微微变黄时，中途用刮刀翻动蔬菜，并旋转烤盘以避免烧焦。

将烤好的蔬菜转放入大碗中，撒上欧芹和迷迭香。

剩余的蔬菜可以存放在密封保鲜盒中，放入冰箱冷藏可保存 4 天。

备注： 这个食谱也非常灵活多变，可以与多种蔬菜搭配，可以试试球芽甘蓝、黄洋葱或各种薯类。

无糖咖啡伴侣
可制作 1¼ 杯

我离不开咖啡，但从来不加咖啡伴侣，直到我设计出了这个食谱。咖啡伴侣可以让平平无奇的原味咖啡重获新生，但它们也含有大量的添加糖，会破坏咖啡的益处。这个基本款的咖啡伴侣配方非常灵活多变，可以添加额外的植物香精或香料，创造出你自己的版本。比如可用薄荷香精和 1 茶匙无糖可可粉来制作薄荷摩卡咖啡伴侣。

食材：

3/4 杯奶油

3/4 杯无糖杏仁奶

1 茶匙纯香草精

1/2 茶匙南瓜派香料、肉桂粉、薄荷精、杏仁精或其他你喜欢的调味料（可选）

准备一个平底锅，加入 1/4 杯水，开中高火煮沸，然后将水倒入碗（碗要耐高温的）中。

不断搅拌的同时慢慢地加入奶油、杏仁奶、香草精和南瓜派香料（如果使用的话），搅拌均匀；冷却至室温后再存储。

存放在密封保鲜盒中，放入冰箱可冷藏保存 1 周。

无糖烧烤酱

可制作 1½ 杯

你是否经常需要一些蘸料来给食物增添风味？我也有同感，特别是搭配鸡肉或三文鱼时尤其需要。这款食谱是为所有喜欢蘸料的人准备的。市售烧烤酱含有大量添加糖，但这款完全不含糖，而且一样美味。可以多制作一些存放在冰箱里，烹饪、腌制和蘸料随时可用。

食材：

1/4 个小黄洋葱，磨碎

1 大瓣大蒜，磨碎

1 罐（6 盎司，约 170 克）番茄酱

2 汤匙苹果醋

2 汤匙白葡萄酒醋

2 汤匙辣酱油

1 茶匙辣椒粉

1 茶匙细海盐

1/2 茶匙现磨黑胡椒

1/2 茶匙阿多波酱（见备注）

1/4 茶匙肉桂粉

准备一个中等大小的平底锅，加入洋葱、大蒜、番茄酱、苹果醋、白葡萄酒醋、辣酱油、辣椒粉、盐、胡椒、阿多波酱、肉桂和 1/3 杯水。中高火煮沸，然后将火调小。不盖锅盖，时不时翻搅以防粘锅，约煮 15 分钟直到变稠。倒入保鲜盒中，等稍微冷却后，放入冰箱冷藏至少 1 小时再使用。

将烧烤酱存放在密封保鲜盒中，放在冰箱里可冷藏保存长达 2 周。

备注： 想要酱汁更浓稠？将 1 茶匙玉米淀粉与几汤匙水搅拌均匀，在最后 10 分钟加入锅中，可以让酱汁的质地更浓稠。阿多波酱可以用罐装的墨西哥风味辣椒，如果你喜欢吃辣，还可以加入一些辣椒。

无糖奶油凯撒沙拉酱

可制作 1/2 杯

市售的包装沙拉酱为了延长保质期，往往添加了大量糖。而自制沙拉酱则可以让我们掌握控制权，避免添加糖及"糖成瘾"对身体的危害。这款以腰果为主要食材的凯撒沙拉酱，浓郁度与清爽度平衡得刚刚好，制作起来也非常简单，味道与市售的一模一样！你可以在本食谱的基础上让食材加倍，相信我，你一定不会嫌多，作为蘸酱或其他主菜的浇头都非常棒。

食材：

1/2 杯生腰果

1/4 杯新鲜柠檬汁

2 汤匙营养酵母

1 汤匙特级初榨橄榄油

1 汤匙第戎芥末酱

2 茶匙酸豆

1 瓣大蒜，切碎

将腰果放入碗中，加入 1 杯水浸泡 1 到 2 小时，然后沥干。

将浸泡过的腰果放入搅拌机，高速搅打至顺滑状态，然后在搅拌机中加入 2 汤匙水、柠檬汁、营养酵母、橄榄油、芥末酱、酸豆和大蒜，搅打约 1 分钟至混合均匀且质地顺滑。

将成品存放在密封保鲜盒中，冷藏保存，可保存 1 周之久。

备注：想要质地更浓稠的话，可以减少水的用量；如果喜欢偏稀的口感，每次搅打的时候多加 1 汤匙的水。

这个食谱是纯素的，但如果你想增加肉类，可以试试用一些罐装沙丁鱼代替酸豆，沙丁鱼也含有大量健康的脂肪酸。1.5 盎司（约 43 克）的沙丁鱼就含有 1 克欧米伽 3 脂肪酸，是低汞鱼类中欧米伽 3 脂肪酸含量最高的鱼类之一。

无糖牧场蘸酱

可制作 1 杯

牧场酱通常是沙拉和三明治的绝配，但添加糖也不少。我们这个食谱不含糖，这款奶油牧场蘸酱非常适合搭配生菜或三明治（比如第 198 页的鹰嘴豆牛油果三明治）一起食用。

食材：

1/2 杯原味希腊酸奶

1/2 杯酸奶油

1 汤匙新鲜柠檬汁

1 汤匙干莳萝

1 汤匙干洋葱片

1 茶匙洋葱粉

1 茶匙大蒜粉

1/4 茶匙细海盐，酌情添加

1/4 茶匙现磨黑胡椒，酌情添加

准备一个小碗，加入希腊酸奶、酸奶油、柠檬汁、莳萝、洋葱片、洋葱粉、大蒜粉、盐和胡椒搅拌均匀，搅拌约 2 分钟至顺滑质地。可以试下味道，如有需要，可再加盐和胡椒。

存放在密封的保鲜盒中，冰箱可冷藏保存 3 天。

无糖经典番茄酱

可制作 2¼ 杯

我们冰箱里会常备番茄酱，但市售的各种番茄酱往往含有大量添加糖。现在我们可以在家中自制这款经典番茄酱，各种香料混合在一起能很好地衬托出番茄的味道，配上汉堡和薯条真的非常赞！

食材：

1 罐（12 盎司，约 340 克）番茄酱

1/2 杯白醋

1 茶匙洋葱粉

1 茶匙大蒜粉

3/4 茶匙细海盐

1/2 茶匙红椒粉

1/2 茶匙辣酱油

1/4 茶匙现磨黑胡椒

1/8 茶匙丁香粉

1/8 茶匙芥末粉

准备一个中等大小的锅，加入 1 杯水、番茄酱、白醋、洋葱粉、大蒜粉、盐、红椒粉、辣酱油、胡椒粉、丁香粉和芥末粉，混合均匀；开中火加热至开始冒泡，偶尔搅动，约 2 分钟；盖上盖子，转至小火，煮约 15 分钟，直至浓稠状态；关火，待冷却后再食用或存储。

存放在密封保鲜盒中，冷藏可保存长达 2 周。

草莓杯子蛋糕

3 人份

这款无糖草莓蛋糕杯非常顶饱，燕麦和酸奶富含膳食纤维和蛋白质，捣碎的香蕉可添加甜度，是一款随时都可以享用的健康甜点，或者在周末的早餐来一份也很棒。如果想让它更有饱腹感一些，可以再多加一层酸奶和草莓！

食材：

蛋糕部分

1½ 杯燕麦粉（见备注）

1/4 茶匙小苏打

1/4 茶匙肉桂粉

少许细海盐

1/4 杯捣碎的香蕉

1 个大鸡蛋

1/4 杯任意奶类

2 汤匙融化的无盐黄油或黄油替代品

1 茶匙纯香草精

配料部分

1 杯任意酸奶（见备注）

1 杯草莓（把每个草莓切成四瓣）

制作蛋糕： 预热烤箱至 350 ℉（约 175℃）。取出 6 个纸杯放入玛芬杯模具中。准备一个中等大小的碗，加入燕麦粉、小苏打、肉桂粉和盐，混合搅拌；拿出另一个碗，加入香蕉、鸡蛋、牛奶、融化的黄油和香草精，均匀混合；将湿料倒入干料中，简单混合几下即可。

将面糊倒入马芬杯模具中，至 1/4 杯满即可；烘烤 20 到 25 分钟，可以在蛋糕中插入牙签，如果拔出牙签后没有粘黏任何面糊，说明烤制完成；取出蛋糕，冷藏 25 分钟左右至完全冷却。

加入蛋糕配料： 将蛋糕切碎后放入一个 1 品脱（约 473 毫升）的梅森杯底部，然后加入 1/3 杯酸奶、1/3 杯草莓，再在顶部加入一层蛋糕碎；重复上述步骤，完成另外两份。

可以将蛋糕放入密封保鲜盒中，冷藏保存 2 到 3 天。为了防止草莓变软，建议将草莓和酸奶分开存放，待食用前再混合。

备注： 可以在家中自制燕麦粉，将燕麦片放入高速搅拌机中搅拌 1 分钟，研磨至粉末状态。

可以用无糖苹果酱或纯南瓜泥替换捣碎的香蕉，就成了一道很棒的节日点心。

关于酸奶，可以使用原味或香草味的希腊酸奶，也可以试试植物酸奶，如椰子酸奶、杏仁酸奶或大豆酸奶。别忘了检查食品成分表，确保里面没有添加糖。

坚果和浆果冻酸奶

4 人份

这款健康的冻酸奶脆片制作简单，是一道超棒的无负担甜品！你可以多做一些，随时备在冰箱里。这款食谱最棒的点就在于，配料完全可以根据你自己的喜好来定制，你可以用种子类替换坚果仁，也可以用椰子片替换可可碎。

食材：

1 杯无糖香草酸奶（见备注）

1/4 杯你喜欢的坚果碎（见备注）

1/4 杯整粒树莓、切碎的草莓、对切的黑莓或整粒蓝莓

1 汤匙可可碎

准备一个9英寸（约23厘米）的方形烤盘，铺上烘焙纸；将酸奶舀入烤盘中均匀铺开，酸奶层厚度约1/4英寸（约0.6厘米）（不要铺满整个烤盘）；均匀地在酸奶上撒上一层坚果，然后再撒上浆果和可可碎；冷冻1小时后切成小块即可食用。

盖好保鲜膜，冰箱冷冻可保存1至2周。

备注：任何酸奶都可以，在此我比较推荐椰子酸奶、希腊酸奶、燕麦酸奶或大豆酸奶。坚果的话，我比较推荐杏仁、开心果或腰果。

咸味焦糖米泡芙棒
可做9根

有时候很想吃冰冰的点心？这道点心混合了甜咸双重口味，同时又兼具冰冰脆脆的口感，最重要的是无糖！虽然成分中并没有焦糖，但却能吃出焦糖的味道。放入冰箱可以保存几周时间，非常适合偶尔馋甜食时来一份。

食材：

3汤匙椰子油，融化

1/3杯无糖奶油杏仁酱、腰果酱或花生酱

1/4杯无糖苹果酱（见备注）

1/4茶匙肉桂粉

1茶匙纯香草精

2杯普通米泡芙或压碎的米饼

少许细海盐

准备一个 9 英寸（约 23 厘米）的方形烤盘，铺上烘焙纸；

准备一个中等大小的平底锅，倒入融化的椰子油、坚果酱、苹果酱、肉桂粉和香草精并将它们混合均匀，开中火加热，偶尔搅拌一下，直到混合物变稠且热透，约 3 分钟。把锅从火上取下，将米泡芙倒入锅中，并均匀地裹上酱汁。

将其倒入烤盘中，用刮刀将其均匀地铺平。撒上些许盐，放入冰箱冷冻 30 分钟，然后从冰箱取出，切成 9 块大小相同的条状。

盖好保鲜膜，冷冻可保存长达 3 周，食用时提前解冻 5 分钟。

备注：确保苹果酱不要太稀，否则泡芙棒可能会散架，如果你买到的苹果酱看起来比较稀，可以在搅拌米泡芙之前将酱汁煮得久一点，让水分多蒸发一些。另外，也可以用捣碎的香蕉来代替苹果酱。

这个食谱也非常多变，可以添加其他成分来增加营养价值，包括奇亚籽、火麻仁、燕麦、椰子片和果干，还可以融化一些 100% 无糖黑巧克力（不含任何添加糖、甜菊糖或人造糖）并淋在泡芙棒上。

蓝莓燕麦松饼
可做 8 个松饼

我很喜欢吃松饼，但市售的松饼其实就是蛋糕伪装成健康食品的样子。我几乎没遇到过零添加糖松饼，所以我决定自己做。你可以使用任何水果，但我通常会选择冷冻或新鲜的蓝莓。冷冻的野生蓝莓是一个很好的选择，它们的抗氧化剂是普通蓝莓的两倍，而且还能缓解你对糖的渴望。

食材：

1¼ 杯燕麦片

1/2 杯无糖椰子片

1/2 茶匙小苏打

1/4 茶匙细海盐

1/2 杯捣碎的香蕉或无糖苹果酱

1/4 杯任意奶类

2 只大鸡蛋

1 茶匙纯香草精

1 杯新鲜或冷冻蓝莓（见备注）

将烤箱预热至 350 ℉（约 175℃），在松饼模具的 8 个凹槽里套上纸杯。

将燕麦片和椰子片加入搅拌机中打成细粉，时间约 30 秒（见备注）；然后倒入一个中等大小的碗中，加入小苏打和盐拌匀；拿出另一个碗，加入香蕉、牛奶、鸡蛋和香草精，混匀。将干料加到湿料中，搅拌均匀，然后轻轻地将蓝莓拌入其中。

将面糊倒入纸杯中，每个杯子填至大约 1/3 满，然后烘烤约 20 分钟，直到松饼变软且蓬松，呈金黄色；待冷却后食用或储存。

放入保鲜盒，冰箱冷藏可保存 4 到 5 天（见备注）。

备注：如果使用冷冻蓝莓，蓝莓会将面糊染色，用新鲜蓝莓则不会。但无论哪种方式，都不会影响口感。

不要过度搅拌燕麦片和椰子片，否则椰子会渗出油脂，这会使其变得黏稠，因此很难混入面糊中。

在食用前将松饼从冰箱取出后，我建议放入微波炉加热 10 到 15 秒，或者放入预热好的烤箱加热 2 到 3 分钟，热着吃口味会更香浓！

水果火箭冰棒
可制作 8 支

在我小时候，每逢夏日，当妈妈答应我和哥哥可以从冰激凌车上买东西时，我总会选择一支火箭冰棒，不过儿时吃的冰棒其实是一整根"糖棒"，但不用担心，我改良了配方！夏天是吃冰的季节，我们不用选择冰激凌车上那些糖分爆表的冰棒，家中自制的水果火箭冰棒就是炎炎夏日里的解暑神器，这个食谱的量可以够全家吃一周。除了不含添加糖，这些火箭冰棒还含有许多传统冰棒所缺乏的营养素和膳食纤维。

食材：

1 杯去蒂草莓

1 茶匙青柠皮

3 汤匙新鲜青柠汁（取自 2 个青柠）

1/3 杯罐装无糖椰浆，全脂或低脂（见备注）

1/3 杯香蕉片

1½ 茶匙现磨新鲜姜蓉

1 杯蓝莓

2茶匙新鲜薄荷叶，切碎

将草莓、青柠皮和2汤匙青柠汁加入搅拌机中混合搅拌至顺滑状态；将混合物均匀倒入8个2.5盎司（约71克）的火箭冰棒模具中（每个模具可倒入的量约为4茶匙）；用保鲜膜盖好，冷冻至凝固，这一步用时大约45分钟至1小时。

与此同时，清洗搅拌机后，加入椰浆、香蕉和姜蓉，搅打至顺滑状态。从冰箱中取出模具，将椰浆混合物均匀倒在每个模具中（每个模具约用4茶匙），形成第二层；再次用保鲜膜盖住，冷冻至凝固，这一步大约45分钟至1小时。

再次清洗搅拌机，加入蓝莓、薄荷和剩余的1汤匙青柠汁，搅拌至顺滑状态。从冰箱中取出模具，将蓝莓混合物均匀倒入每个模具（每个模具约用4茶匙），形成第三层。将冰棒棍插入每个冰棒中，并冷冻成型，这一步需4小时左右。

食用时，将模具放在温水中冲几秒，然后慢慢脱模。

放入冷冻室的冰棒可保存6个月之久。

备注：如果你不喜欢椰浆的味道，也可以选择无糖希腊酸奶。1杯酸奶混合2到3汤匙的水，口感也会很绵密顺滑。

冰激凌圣代之神

2人份

相信你听说过魔力蔬食堡，那么，我们也来做一款冰激凌圣代之神吧。除了没有糖之外，它完全可以媲美市售冰激凌圣代。这款冰激凌是用香蕉制成的，而香蕉富含膳食纤维和多种营养素，不仅不会使血糖飙升，还会让人充满能量，随时准备好迎接一天的挑战。

食材：

2 个冷冻香蕉

1/2 茶匙香草精

1 罐（14.5 盎司，约 411 克）全脂无糖椰浆，提前冷藏

2 汤匙无糖可可粉

1½ 汤匙融化的椰子油

2 汤匙无糖奶油花生酱

备选用料

碎香蕉片

核桃碎

可可碎

新鲜浆果

将冷冻香蕉放入搅拌机中，高速搅打至顺滑且绵密的冰激凌质地；将挂在侧壁上的食材刮下来，再酌情加入 1 汤匙的水；接着加入香草精，一起搅打至混合均匀；然后倒入冷冻模具，而后放入冷冻室，冷冻至少 1 个小时。

与此同时，打开冷藏好的椰浆，将已经凝固的白色椰奶部分挖到一个大碗中，罐中剩下的液态椰浆可以留着以后用；用手动搅拌器将椰奶打发至蓬松状，这一步大约需要 30 到 60 秒；先将打发好的椰奶奶油放

入冰箱冷藏待用。

拿出一个小碗，加入可可粉以及融化的椰子油，混合均匀，制成巧克力酱，放在室温处待用（不要冷藏，不然椰子油会凝固）。

再拿出一个小碗，加入花生酱及 2 到 3 汤匙的水，搅拌均匀，每加 1 汤匙水就搅拌一会，这样可以混合得更均匀；放在室温处备用。

拿出冻好的香蕉冰激凌平均分成 2 份，每份上面先加一大勺冷藏好的椰奶奶油，再淋上做好的巧克力酱和调好的花生酱，也可以加上任何你喜欢的配料。

将吃不完的部分冷冻，可保存长达 1 个月。不过椰奶奶油、巧克力酱、花生酱不适合储存，最好现吃现做。

备注：想增添一些脆脆的口感，不妨试着加入一些水果脆片，比如香蕉片、冻干蓝莓或者苹果片。水果脆片不仅比新鲜水果更实惠，而且耐储存，单吃也非常美味。

亚麻籽饼干配橄榄鹰嘴豆泥

8 人份

如果你想找一款口感酥脆的无糖零食，那么必须试试这款亚麻籽饼干配橄榄鹰嘴豆泥。亚麻籽富含健康脂肪和膳食纤维，有助于抑制食欲。如果你想要增加一些甜度，可以把搭配的橄榄鹰嘴豆泥换成天然花生酱。

食材：

饼干部分

1 杯亚麻籽粉（见备注）

1 汤匙特级初榨橄榄油

1 茶匙细海盐

1 茶匙白芝麻

1/4 茶匙现磨黑胡椒

1/4 茶匙大蒜粉

鹰嘴豆泥部分

3½ 杯罐装鹰嘴豆（每罐 15 盎司，约 425 克），冲洗沥干

1/2 杯芝麻酱

1/4 杯特级初榨橄榄油，另加少许备用

1/4 杯新鲜柠檬汁

3 瓣大蒜，去皮

1 茶匙细海盐

1/3 杯去核的卡拉马塔橄榄，切碎

制作亚麻籽饼干：预热烤箱至 350 ℉（约 175℃）。准备一个大碗，加入亚麻籽粉、橄榄油、盐、芝麻、胡椒粉、大蒜粉和 1/4 杯水，搅拌均匀；混合物的质地应呈微微结块状，但如果结块太多，可以每次多加一点水或橄榄油（1 汤匙）进行调整；

将面团放在两张烘焙纸之间，擀成一个薄薄的长方形，约 12×9 英寸（30×23 厘米）大小，厚约 1/8 英寸（0.3 厘米）；如果边缘参差不齐，可以用比萨切刀或刀修整边缘，将切下的边角料放回中间再擀开；

撕掉上层烘焙纸，并托住底层烘焙纸，缓缓将面皮转移到一个大烤盘上；用刀或比萨切刀在面皮上刻出网格，这样每块饼干大约为 1×1 英寸（3.8×3.8 厘米）大小。（不要完全切开，烤好后沿着刻痕掰开饼干。）

烤至饼干略微变成金黄色即可，这一步大约需要 18 至 20 分钟，注意不要烤焦；完全冷却后，沿着刻痕掰开即可。

在等待饼干冷却的同时制作鹰嘴豆泥：将鹰嘴豆、芝麻酱、橄榄油、柠檬汁、大蒜、盐和 1/4 杯水放入搅拌机，搅打至顺滑状态，这一步大约需要 3 到 4 分钟，中途可以停下将侧壁的食材刮下；如果鹰嘴豆泥太稠，可以每次添加 1 汤匙水，直至稠度适中。

关于橄榄，有两种制作方法：一种是你可以把鹰嘴豆泥和橄榄一起搅打，搅打一会儿停顿一下，大概需要停顿 6 或 7 次，然后倒入碗中；另一种方法是把鹰嘴豆泥倒入碗中后，在上面放入橄榄。不论哪种方式，鹰嘴豆泥都需要先冷藏至少 1 小时，至多 2 个小时。

可以用少许橄榄油和一些切碎的橄榄来点缀鹰嘴豆泥（如有需要），与饼干一起食用。

将鹰嘴豆泥储存在密封保鲜盒中，放入冰箱冷藏可保存长达 3 天。将饼干储存在密封保鲜盒中，室温可保存 3 到 4 天。

备注：最省事的做法是买磨好的亚麻籽粉，但你也可以使用搅拌机甚至咖啡研磨机自行研磨。如果自己研磨的话，最好选择黄金亚麻籽。

1. 龙舌兰蜜 Agave nectar

2. 龙舌兰糖浆 Agave syrup

3. 无水葡萄糖 Anhydrous dextrose/Dextrose anhydrous glucose

4. 浓缩苹果汁 Apple juice concentrate

5. 大麦麦芽 Barley malt

6. 大麦麦芽提取物 Barley malt extract

7. 大麦麦芽糖浆 Barley malt syrup

8. 浓缩甜菜汁 Beet juice concentrate

9. 甜菜糖 Beet sugar

10. 甜菜糖浆 Beet syrup

11. 浓缩黑莓汁 Blackberry juice concentrate

12. 浓缩黑加仑汁 Blackcurrant juice concentrate

13. 黑糖蜜 Blackstrap molasses

14. 浓缩血橙汁 Blood orange juice concentrate

15. 浓缩蓝莓汁 Blueberry juice concentrate

16. 浓缩波森莓汁 Boysenberry juice concentrate

17. 棕甘蔗糖 Brown cane sugar

18. 糙米糖浆 Brown rice syrup

19. 糙米糖浆固体 Brown rice syrup solids

20. 红糖 Brown sugar

21. 红糖糖浆 Brown sugar syrup

22. 蔗糖晶体 Cane crystals

23. 甘蔗汁 Cane juice

24. 蔗汁晶体 Cane juice crystals

25. 蔗糖蜜 Cane molasses

26. 精炼甘蔗糖浆 Cane refinery syrup

27. 蔗糖 Cane sugar/Saccharose/Sucrose

28. 蔗糖浆 Cane syrup

29. 焦糖浓缩梨汁 Caramelized pear juice concentrate

30. 焦糖 Caramelized sugar

31. 焦糖糖浆 Caramelized sugar syrup

32. 浓缩胡萝卜汁 Carrot juice concentrate

33. 浓缩樱桃汁 Cherry juice concentrate

34. 浓缩澄清番石榴汁 Clarified guava juice concentrate

35. 浓缩澄清酸橙汁 Clarified lime juice concentrate

36. 三叶草蜂蜜 Clover honey

37. 椰子花糖 Coconut blossom sugar

38. 椰子花蜜 Coconut nectar

39. 椰子棕榈蜜 Coconut palm nectar

40. 椰子棕榈糖 Coconut palm sugar

41. 椰子糖 Coconut sugar

42. 椰子糖晶体 Coconut sugar crystals

43. 浓缩甜瓜汁 Concentrated melon juice/Melon juice concentrate

44. 玉米大麦麦芽糖浆 Corn barley malt syrup

45. 玉米糊精 Corn dextrin

46. 玉米麦芽糊精 Corn maltodextrin

47. 玉米甜味剂 Corn sweetener

48. 玉米糖浆 Corn syrup

49. 玉米糖浆黄油 Corn syrup butter

50. 玉米糖浆固体 Corn syrup solids

51. 浓缩蔓越莓汁 Cranberry juice concentrate

52. 结晶果糖 Crystalline fructose

53. 黑糖 Dark brown cane sugar

54. 黑蔗糖 Dark brown sugar

55. 椰枣晶体 Date crystals

56. 浓缩椰枣汁 Date juice concentrate

57. 椰枣糖浆 Date syrup

58. 装饰糖 Decorative sugars

59. 脱水蔗汁 Dehydrated cane juice

60. 脱水蔗糖 Dehydrated cane sugar

61. 德梅拉拉糖 Demerara sugar

62. 糊精 Dextrin

63. 右旋葡萄糖 Dextrose

64. 葡萄糖 Dextrose sugar/Glucose/Grape sugar

65. 糖化麦芽 Diastatic malt

66. 麦芽粉 Diastatic malt powder

67. 干糙米糖浆 Dried brown rice syrup

68. 干蔗糖 Dried cane sugar

69. 干蔗糖浆 Dried cane syrup

70. 浓缩樱桃干汁 Dried cherry juice concentrate

71. 玉米干糖浆 Dried corn syrup

72. 浓缩蔓越莓干汁 Dried cranberry juice concentrate

73. 高浓度葡萄糖浆 Dried glucose syrup

74. 浓缩接骨木莓汁 Elderberry juice concentrate

75. 乙基麦芽酚 Ethyl maltol

76. 脱水甘蔗晶体 Evaporated cane crystals

77. 脱水甘蔗汁 Evaporated cane juice

78. 脱水甘蔗汁转化糖浆 Evaporated cane juice invert syrup

79. 结晶蔗糖 Evaporated cane sugar

80. 脱水甘蔗糖浆 Evaporated cane syrup

81. 脱水椰子棕榈蜜 Evaporated coconut palm sugar

82. 浓缩甘蔗汁糖浆 Evaporated cane juice syrup

83. 翻糖 Fondant sugar

84. 果聚糖 Fructan

85. 低聚果糖 Fructooligosaccharides

86. 果糖 Fructose

87. 果糖糖浆 Fructose syrup

88. 浓缩果汁 Fruit juice concentrate

89. 半乳寡糖 Galactooligosaccharides

90. 葡萄糖果糖糖浆 Glucose fructose syrup

91. 葡萄糖固体 Glucose solids

92. 葡萄糖浆 Glucose syrup

93. 葡萄糖浆固体 Glucose syrup solids

94. 浓缩枸杞浆 Goji berry juice concentrate

95. 金红糖 Golden brown sugar

96. 金糖 Golden sugar

97. 金糖浆 Golden syrup

98. 细砂糖 Granulated sugar

99. 浓缩葡萄汁 Grape juice concentrate

100. 浓缩葡萄柚汁 Grapefruit juice concentrate

101. 果葡糖浆 High fructose corn syrup

102. 高麦芽糖玉米糖浆固体 High maltose corn syrup solids

103. 蜂蜜 Honey

104. 蜂蜜粉 Honey powder

105. 浓缩蜜瓜汁 Honeydew juice concentrate

106. 糖霜 Icing sugar

107. 转化甘蔗糖 Invert cane sugar

108. 转化甘蔗糖浆 Invert cane syrup/Invert sugar cane syrup

109. 转化糖 Invert sugar

110. 转化糖浆 Invert sugar syrup/Invert syrup

111. 低聚异麦芽糖 Isomaltooligosaccharide

112. 浓缩青柠汁 Key lime juice concentrate

113. 浓缩猕猴桃汁 Kiwi juice concentrate

114. 乳糖 Lactose

115. 浓缩柠檬汁 Lemon juice concentrate

116. 黄蔗糖 Light brown cane sugar

117. 黄砂糖 Light brown sugar

118. 液体糖 Liquid sugar

119. 浓缩洛根莓汁 Loganberry juice concentrate

120. 麦芽精 Malt extract

121. 麦芽糖浆 Malt syrup

122. 麦芽糊精 Maltodextrin

123. 麦芽酚 Maltol

124. 麦芽糖 Maltose

125. 浓缩杧果汁 Mango juice concentrate

126. 枫糖 Maple sugar

127. 枫糖浆 Maple syrup

128. 研磨蔗糖 Milled cane sugar

129. 糖蜜 Molasses

130. 糖蜜颗粒 Molasses granules

131. 糖蜜粉 Molasses powder

132. 浓缩罗汉果汁 Monk fruit juice concentrate/Monk juice concentrate

133. 黑砂糖 Muscovado

134. 非转基因蜂蜜 NonGMO honey

135. 燕麦糖浆固体 Oat syrup solids

136. 浓缩橙汁 Orange juice concentrate

137. 有机龙舌兰蜜 Organic agave nectar

138. 有机龙舌兰糖浆 Organic agave syrup

139. 浓缩有机苹果汁 Organic apple juice concentrate

140. 有机大麦麦芽糖浆 Organic barley malt syrup

141. 浓缩有机蓝莓汁 Organic blueberry juice concentrate

142. 有机糙米糖浆 Organic brown rice syrup

143. 有机红糖 Organic brown sugar

144. 有机蔗糖晶体 Organic cane crystals

145. 有机蔗糖 Organic cane sugar

146. 有机蔗糖浆 Organic cane syrup

147. 浓缩有机樱桃汁 Organic cherry juice concentrate

148. 有机椰子花蜜 Organic coconut blossom nectar

149. 有机椰子蜜 Organic coconut nectar

150. 有机椰子棕榈蜜 Organic coconut palm nectar

151. 有机椰子棕榈糖 Organic coconut palm sugar

152. 有机椰子糖 Organic coconut sugar

153. 有机椰子糖浆 Organic coconut syrup

154. 有机玉米糖浆固体 Organic corn syrup solids

155. 有机椰枣蜜 Organic date nectar

156. 有机椰枣糖 Organic date sugar

157. 有机椰枣糖浆 Organic date syrup

158. 有机葡萄糖 Organic dextrose

159. 有机脱水蔗糖 Organic dried cane sugar

160. 有机脱水蔗糖浆 Organic dried cane syrup

161. 浓缩有机樱桃汁 Organic dried cherry juice concentrate

162. 浓缩有机干蔓越莓汁 Organic dried cranberry juice concentrate

163. 有机蔗汁 Organic evaporated cane juice

164. 有机蔗汁糖浆 Organic evaporated cane juice syrup

165. 有机蒸发椰子棕榈蜜 Organic evaporated coconut palm nectar

166. 有机公平贸易未精炼蔗糖 Organic fair trade unrefined cane sugar

167. 浓缩有机果汁 Organic fruit juice concentrate

168. 有机葡萄糖糖浆 Organic glucose syrup

169. 浓缩有机葡萄汁 Organic grape juice concentrate

170. 有机蜂蜜 Organic honey

171. 有机转化蔗糖 Organic invert cane sugar

172. 有机转化蔗糖浆 Organic invert cane syrup/Organic invert sugar cane syrup

173. 有机转化糖 Organic invert sugar

174. 有机转化糖浆 Organic invert sugar syrup/Organic invert syrup

175. 有机乳糖 Organic lactose

176. 有机浓缩柠檬汁 Organic lemon juice concentrate

177. 有机浅红糖 Organic light brown sugar

178. 有机麦芽糊精 Organic maltodextrin

179. 有机枫糖浆 Organic maple syrup

180. 有机研磨蔗糖 Organic milled cane sugar

181. 有机糖蜜 Organic molasses

182. 有机糖蜜颗粒 Organic molasses granules

183. 有机非转基因蜂蜜 Organic nonGMO honey

184. 有机全蔗糖 Organic panela sugar

185. 浓缩有机菠萝汁 Organic pineapple juice concentrate

186. 有机糖粉 Organic powdered sugar

187. 浓缩有机葡萄干汁 Organic raisin juice concentrate

188. 有机生黑龙舌兰糖浆 Organic raw dark agave syrup

189. 有机原蜂蜜 Organic raw honey

190. 有机米麦芽糊精 Organic rice maltodextrin

191. 有机米糖浆 Organic rice syrup

192. 有机米糖浆固体 Organic rice syrup solids

193. 浓缩有机草莓汁 Organic strawberry juice concentrate

194. 有机糖 Organic sugar

195. 有机甘蔗糖浆 Organic sugar cane syrup

196. 有机木薯麦芽糊精 Organic tapioca maltodextrin

197. 有机木薯糖浆 Organic tapioca syrup

198. 有机木薯糖浆固体 Organic tapioca syrup solids

199. 浓缩有机白葡萄汁 Organic white grape juice concentrate

200. 棕榈糖 Palm sugar

201. 浓缩百香果汁 Passion fruit juice concentrate

202. 浓缩桃汁 Peach juice concentrate

203. 浓缩梨汁 Pear juice concentrate

204. 梨糖浆 Pear syrup

205. 浓缩菠萝汁 Pineapple juice concentrate

206. 菠萝糖浆 Pineapple syrup

207. 浓缩李子汁 Plum juice concentrate

208. 浓缩石榴汁 Pomegranate juice concentrate

209. 糖粉 Powdered sugar

210. 纯甘蔗金红糖 Pure cane golden brown sugar

211. 纯甘蔗糖 Pure cane sugar

212. 纯本土高粱糖蜜 Pure local sorghum molasses

213. 纯枫糖浆 Pure maple syrup

214. 浓缩葡萄干汁 Raisin juice concentrate

215. 葡萄干蜜 Raisin nectar

216. 浓缩树莓汁 Raspberry juice concentrate

217. 原蔗糖 Raw cane sugar

218. 原蜜 Raw honey

219. 原糖 Raw sugar

220. 精炼糖浆 Refiner's syrup

221. 精制糖浆 Refinery syrup

222. 大米麦芽糊精 Rice maltodextrin

223. 大米糖浆 Rice syrup

224. 米糖浆固体 Rice syrup solids

225. 高粱糖浆 Sorghum syrup

226. 浓缩草莓汁 Strawberry juice concentrate

227. 糖 Sugar

228. 甜菜糖浆 Sugar beet syrup

229. 甘蔗糖浆 Sugar cane syrup

230. 甘蔗糖蜜 Sugarcane molasses

231. 糖浆 Syrup

232. 木薯糊精 Tapioca dextrin

233. 木薯麦芽糊精 Tapioca maltodextrin

234. 木薯糖浆 Tapioca syrup

235. 木薯糖浆固体 Tapioca syrup solids

236. 浓缩酸樱桃汁 Tart cherry juice concentrate

237. 蜜糖 Treacle

238. 海藻糖 Trehalose

239. 分离砂糖 Turbinado sugar

240. 无硫糖蜜 Unsulfured molasses

241. 浓缩西瓜汁 Watermelon juice concentrate

242. 小麦糊精 Wheat dextrin

243. 小麦葡萄糖浆 Wheat glucose syrup

244. 白粒高粱提取物 White grain sorghum extract

245. 白砂糖 White granulated sugar

246. 浓缩白葡萄汁 White grape juice concentrate

247. 白糖 White sugar

248. 野花蜂蜜 Wildflower honey

根据第四章中的步骤，使用这些记录表帮助戒除糖瘾。

冰箱 / 食物储存柜

食品	品牌	添加糖克数	含有替代甜味剂（有 / 无）	替代甜味剂种类

三日饮食记录

第一天

食品	添加糖克数	进食时间

第二天

食品	添加糖克数	进食时间

第三天

食品	添加糖克数	进食时间

在外就餐记录

餐厅	所点食物	进食时间

以下问题，请回答"是"或者"否"。

请问在过去的 12 个月里，你是否有以下经历：

1. 当有人给我提供甜食时，我通常会吃。

2. 当我吃甜食时，我通常会吃不止一份。

3. 如果我情绪低落，我会吃甜食来让自己感觉好一些。

4. 我吃甜食会吃到身体不舒服。

5. 即使我知道甜食对我的情绪造成了问题，我也无法停止吃甜食。

6. 我对甜食有强烈的渴望，以至于我无法专注于其他事情。

7. 我曾经避免去那些有机会吃甜食的场合，因为我知道自己会狂吃。

8. 我曾尝试减少或停止吃甜食，但没有成功。

9. 我曾因脑中一直想着甜食而分心，以至于差点受到严重伤害（如过马路时、开车时、做饭时）。

10. 我吃甜食的频率和数量让我感到沮丧。

11. 甜食已经严重影响到了我的生活（如家庭、朋友、工作、日常生活、身体／心理健康）。

12. 我的朋友或家人曾对我吃甜食的量表示担忧。

13. 我经常在吃甜食后感到非常疲倦。

评分标准：

统计回答"是"的问题数量：

0—1 个 = 无成瘾

2—3 个 = 轻度成瘾

4—5 个 = 中度成瘾

6 个及以上 = 重度成瘾

改编自耶鲁食物成瘾量表（Yale Food Addiction Scale, https://sites.lsa.umich.edu/fastlab/yalefoodaddictionscale/）

致　谢

在创作本书的过程中，我要感谢许多人。

我永远感激曾经与我共事、对我悉心指导且让我收获良多的同事、合作伙伴和学生们，由于人数众多，很抱歉我无法一一列举。

我的博士导师巴特·霍贝尔（Bart Hoebel），也是我最好的朋友之一，我非常感激能够与他共事，我从他身上学到了很多。本书中提到的许多研究都是我们在实验室会议或是 Nassau 寿司／贝果餐厅的工作午餐中，以及各种会议讨论中产生的。虽然我的导师在几年前去世了，但他仍然对我的职业和生活产生了巨大影响，我永远感激我的人生中能与他为友。我还要感谢马克·戈尔德（Mark Gold），他是我另一位了不起的导师和朋友；以及佩德罗·拉达（Pedro Rada），是他教会了我许多神经科学和研究的知识，并让我迷上了品鉴咖啡。

感谢至今仍活跃在饮食和心理健康领域一线研究的朋友和同事们，

你们每个人都为本书的创作注入了宝贵的价值，感谢你们发人深省的见解。感谢我的朋友丹尼尔·阿曼（Daniel Amen），作为精神病学和脑健康领域的领袖，特别为本书撰写了序言。还要感谢罗伯·拉斯蒂格（Rob Lustig）、迈克尔·戈兰（Michael Goran）和阿什利·吉尔哈特（Ashley Gearhardt），感谢你们在我写书期间的付出以及作为好友对我的关爱，我很幸运能够与这么多优秀和启发人心的研究人员共事——人数太多，这里无法一一列举，但我对你们每一个人都充满感激。

本书的成功面世，我那些出色的研究助理和学生团队同样功不可没。特别感谢克洛伊·罗森布拉特（Chloe Rosenblatt）、凯利·豪斯哈尔特（Keally Haushalter）、朱莉娅·辛姆库斯（Julia Simkus）、佩奇·克斯特（Paige Kerstetter）、阿曼达·莱扎（Amanda Laezza）、凯莉·霍夫（Kaylee Hough）、埃拉·摩根（Ella Morgan），和克里斯滕·克里西泰利（Kristen Criscitelli）。感谢凯西·埃尔萨斯（Casey Elsass），他在编辑食谱方面非常出色，让每道菜式都尽可能美味可口。还要感谢我的文学经纪人琳达·康纳（Linda Konner），你的指导和支持，让我的写作过程变得更加顺畅。还要感谢来自联合广场出版社 (Union Square & Co.) 的优秀编辑杰西卡·菲尔格尔（Jessica Firger），以及编辑总监阿曼达·英格兰德（Amanda Englander），感谢你们对本书（以及对我）的信心。还要感谢联合广场出版社的其他成员，你们努力让《无"糖"革命》最终呈现出最完美的版本。

最后但同样重要的是，我要感谢我优秀的朋友和家人。没有他们的支持和鼓励，我将完全不知何去何从。我的丈夫埃蒙（Eamon）对于我的工作、我的兴趣所在以及"闲不下来"的特质给予了坚定的支持，还有我的女儿斯特拉（Stella）和薇薇（Viv），你们是我生命的光源和动力所在。我爱你们所有人。